essentials

Essentials liefern aktuelles Wissen in konzentrierter Form. Die Essenz dessen, worauf es als „State-of-the-Art" in der gegenwärtigen Fachdiskussion oder in der Praxis ankommt. *Essentials* informieren schnell, unkompliziert und verständlich

- als Einführung in ein aktuelles Thema aus Ihrem Fachgebiet
- als Einstieg in ein für Sie noch unbekanntes Themenfeld
- als Einblick, um zum Thema mitreden zu können

Die Bücher in elektronischer und gedruckter Form bringen das Fachwissen von Springerautor*innen kompakt zur Darstellung. Sie sind besonders für die Nutzung als eBook auf Tablet-PCs, eBook-Readern und Smartphones geeignet. *Essentials* sind Wissensbausteine aus den Wirtschafts-, Sozial- und Geisteswissenschaften, aus Technik und Naturwissenschaften sowie aus Medizin, Psychologie und Gesundheitsberufen. Von renommierten Autor*innen aller Springer-Verlagsmarken.

Martin Sauerland • Sonja Lehmann

Strategien, Methoden und Instrumente zur Fehlervermeidung

Ein Kompass zum Fehlermanagement bei der Büroarbeit

Springer

Martin Sauerland
Fakulät I, Arbeit & Organisation
Hochschule für ÖV und Finanzen
Ludwigsburg, Deutschland

Sonja Lehmann
Prävention, Bildung u.
Organisationsentwicklung
Berufsgenossenschaft Nahrungsmittel
und Gastgewerbe
Mannheim, Deutschland

ISSN 2197-6708 ISSN 2197-6716 (electronic)
essentials
ISBN 978-3-662-72598-6 ISBN 978-3-662-72599-3 (eBook)
https://doi.org/10.1007/978-3-662-72599-3

Die Deutsche Nationalbibliothek verzeichnet diese Publikation in der DeutschenNationalbibliografie; detaillierte bibliografische Daten sind im Internet über https://portal.dnb.de abrufbar.

Planung/Lektorat: Marion Krämer
Springer ist ein Imprint der eingetragenen Gesellschaft Springer-Verlag GmbH, DE und ist ein Teil von Springer Nature.
Die Anschrift der Gesellschaft ist: Heidelberger Platz 3, 14197 Berlin, Germany

Was Sie in diesem *essential* finden können

- Fundierte Studien zu den häufigsten Fehlertypen bei der Büroarbeit
- Wissenschaftliche Analysen zu den Ursachen menschlicher Fehlleistungen
- Eine Vielzahl von Methoden und Strategien zur Fehlervermeidung
- Konkrete Anleitungen für ein praxisnahes Fehlermanagement
- Reale Fehlerbeispiele, deren Ursachen analysiert und daraus konkrete Präventionsmethoden abgeleitet werden

Vorwort

Häufig ist es nur eine Lappalie: Das Originaldokument bleibt im Kopierer liegen, eine E-Mail verlässt das Postfach ohne den erforderlichen Anhang, der erste Termin im neuen Jahr trägt noch die Jahreszahl des vergangenen. Doch manchmal wird mehr daraus: Eine vertrauliche Nachricht wird an die falsche Person adressiert, eine Rechnung weist eine fatale Ziffernverdrehung auf, das falsche Material wird bestellt, eine Schlüsselposition wird mit einer inkompetenten Person besetzt, ein unverzichtbares Passwort bleibt unauffindbar.

Menschliche Fehlleistungen sind allgegenwärtig. Sie begegnen uns in den trivialsten Momenten, doch ihre Konsequenzen reichen bisweilen weit über bloßen Ärger oder beschämende Peinlichkeit hinaus. Oft sind sie mit erheblichem Korrekturaufwand verbunden, können beträchtliche wirtschaftliche Schäden verursachen oder im schlimmsten Fall fatale Folgen für Menschenleben haben.

Angesichts dieser Brisanz ist es kaum verwunderlich, dass sich die Forschung bereits eingehend mit menschlichen Fehlern auseinandergesetzt hat. Doch der Fokus lag vornehmlich auf industriellen Katastrophen, deren Dramatik sich unauslöschlich ins kollektive Gedächtnis eingebrannt hat: Reaktorunfälle wie in Tschernobyl, Chemieunfälle wie in Bhopal, maritime Katastrophen wie das Sinken der Costa Concordia oder die Havarie der *Exxon Valdez,* die eine der verheerendsten Ölverschmutzungen der Geschichte verursachte. Auch Flugzeugabstürze, Zugunglücke, Brände und medizinische Fehldiagnosen wurden in unzähligen Studien detailliert analysiert, um die Mechanismen hinter menschlichen Fehlleistungen zu entschlüsseln.

Doch in der scheinbar unaufgeregten Welt der Büroarbeit bleibt ein bemerkenswertes Forschungsdefizit bestehen. Dabei sind administrative Fehler keineswegs harmlos oder folgenlos. Sie mögen nicht mit der spektakulären Dramatik eines

Flugzeugunglücks vergleichbar sein, doch ihr kumulativer Effekt ist nicht zu unterschätzen. Im Durchschnitt verbringen Angestellte ca. zehn Prozent ihrer Arbeitszeit allein mit der Korrektur von Fehlern. Dies entspricht Millionenbeträgen, die jährlich in Unternehmen und Behörden für die Fehlerbewältigung aufgewendet werden müssen.

Zuweilen haben jedoch auch einzelne administrative Fehlleistungen schon eine enorme Tragweite. Ein Beispiel aus der Praxis: Ein Asylbewerber wird aufgrund eines bürokratischen Versehens in das falsche Herkunftsland abgeschoben. Die Folgen: Ein administrativer Kraftakt, um den Fehler zu beheben, rechtliche Auseinandersetzungen, finanzielle Belastungen und nicht zuletzt menschliches Leid. Auch solche Fehler sind nicht selten. So gaben 46 % der Beschäftigten in einer von uns durchgeführten Untersuchung an, dass ihnen im vergangenen Jahr drei bis fünf nicht-triviale Fehler unterlaufen seien – Fehler, die Zeit, Ressourcen und Reputation kosteten.

Es gibt also hinreichend Anlass, sich eingehender mit den typischen Fehlern in administrativen Tätigkeitsbereichen zu befassen – mit ihren Ursachen und ihren Vermeidungsmöglichkeiten.

Martin Sauerland
Sonja Lehmann

Competing Interests Die Autor*innen haben keine für den Inhalt dieses Manuskripts relevanten Interessenkonflikte.

Inhaltsverzeichnis

1 Was sind Fehler?

1.1 Die klassische Definition: Abweichungen vom Soll-Wert

Ein verbreitetes Verständnis des Fehlerbegriffs besteht darin, dass ein Fehler dann vorliegt, wenn der tatsächliche Ist-Wert von einem angestrebten Soll-Wert abweicht. Hofinger (2011, S. 40) definiert einen Fehler dementsprechend als:

> „Abweichung von einem als richtig angesehenen Verhalten oder von einem gewünschten Handlungsziel, das der Handelnde eigentlich hätte ausführen bzw. erreichen können."

1.2 Die differenzierte Definition: Fehler sind soziale Konstrukte

Ein Fehler existiert nur dann, wenn es eine Norm gibt, gegen die eine Abweichung festgestellt werden kann. Doch Normen sind nicht immer objektiv gegeben oder universell akzeptiert, sondern hängen auch von sozialen oder persönlichen Setzungen ab. Dieselbe Handlung kann daher aus verschiedenen Perspektiven unterschiedlich bewertet werden:

- Die Entscheidung, eine Steuer zu erhöhen, wird von der Opposition möglicherweise als wirtschaftlicher Fehler interpretiert, während die Regierung diese

M. Sauerland, S. Lehmann, *Strategien, Methoden und Instrumente zur Fehlervermeidung*, essentials, https://doi.org/10.1007/978-3-662-72599-3_1

Maßnahme als notwendiges Mittel zur Finanzierung sozialer Programme verteidigt.

- Ein Versicherungsmakler, der einem Kunden eine Police verkauft, die dieser nicht benötigt, könnte dies als geschäftlichen Erfolg betrachten. Der Kunde hingegen wird den Vertragsabschluss im Nachhinein als Fehler werten.

Eine differenzierte Definition, die diese relativierenden Aspekte berücksichtigt, stammt von Weingardt (2004, S. 234):

> „Als Fehler bezeichnet ein Subjekt angesichts einer Alternative jene Variante, die von ihm – bezogen auf einen damit korrelierenden Kontext und ein spezifisches Interesse – als so ungünstig beurteilt wird, dass sie unerwünscht erscheint."

Diese Definition hebt hervor, dass Fehler letztlich auf einer subjektiven Bewertung beruhen. Viele Menschen denken bei Fehlern zudem unmittelbar an absolute Kategorien: Richtig oder falsch, Erfolg oder Misserfolg. Doch unter den gegebenen Umständen werden Fehler oft eher graduell bewertet. Ein weiteres zentrales Kriterium bei der Definition von Fehlern ist die Frage der Vermeidbarkeit. Eine Handlung kann nur dann als Fehler gewertet werden, wenn die handelnde Person die Möglichkeit hatte, sich anders zu entscheiden. War keine Handlungsalternative gegeben, kann die Handlung schwerlich als Fehler gewertet werden.

1.3 Fazit

Zusammenfassend lässt sich Folgendes festhalten:

- Ein Fehler lässt sich grundlegend als eine (negative) Abweichung zwischen einem angestrebten Soll-Zustand und dem tatsächlich erreichten Ist-Zustand definieren.
- Die Festlegung und Akzeptanz des Soll-Werts ist nicht universell, sondern hängt von sozialen Rahmenbedingungen ab; sie unterliegt auch subjektiven Bewertungen, Interessen und Perspektiven. Dennoch sind in vielen Kontexten – insbesondere in wissenschaftlichen, mathematischen oder rechtlichen Bereichen – sachliche Maßstäbe ausschlaggebend (vgl. z. B. 1 + 1 = 2 als Sachnorm).
- Fehler setzen voraus, dass die handelnde Person die Kontrolle über ihre Handlung hatte. Waren äußere Zwänge oder systemische Faktoren ausschlaggebend oder fehlten realistische Handlungsalternativen, kann eine Abweichung nicht als vermeidbarer Fehler gewertet werden.

2 Welche Fehler treten im Arbeitsalltag auf?

2.1 Die Häufigkeit administrativer Fehler

In einer anonymen Befragung von 30 Mitarbeitenden aus unterschiedlichen Organisationen gab knapp die Hälfte der Befragten an, dass ihnen mindestens einmal jährlich ein gravierender Fehler unterläuft. Eine weiterführende eigene Untersuchung mit 165 Verwaltungsangestellten ergab, dass 46 % der Befragten innerhalb des letzten Jahres drei bis fünf nicht-triviale Fehler begangen hatten. In einer ergänzenden Studie mit 102 Teilnehmenden konnten 80 Befragte mindestens drei signifikante Fehler, die ihnen innerhalb der letzten drei Monate passiert sind, konkret beschreiben. Zudem berichteten 84 % der 128 Befragten einer weiteren eigenen Untersuchung, dass sie mindestens einmal wöchentlich mit Fehlern konfrontiert waren, die durch Dritte verursacht wurden.

Diese Ergebnisse unterstreichen die Allgegenwart von Fehlern im administrativen Umfeld. Die Vielfalt der Fehler ist dabei so groß wie die Bandbreite der Aufgabenbereiche in der Büroarbeit. Neben Flüchtigkeitsfehlern wie Zahlendrehern oder vergessenen E-Mail-Anhängen gehören auch situative Fehleinschätzungen, falsche Rechtsauskünfte und suboptimale Personalentscheidungen zu den häufigen Problemen.

M. Sauerland, S. Lehmann, *Strategien, Methoden und Instrumente zur Fehlervermeidung*, essentials, https://doi.org/10.1007/978-3-662-72599-3_2

2.2 Die Kategorien administrativer Fehler

Eine detaillierte Analyse der Fehler von 491 Mitarbeitenden verschiedener Organisationen ergab eine Reihe von wiederkehrenden Fehlern, die sich in administrativen Tätigkeitsbereichen besonders häufig manifestieren:

- **Eingabefehler:** Tippfehler, Zahlendreher, falsches Vorzeichen (z. B. Erstattung statt Forderung)
- **Verarbeitungsfehler:** fehlerhafte Satzstrukturen, z. B. durch Copy & Paste, doppelte Verneinungen, Rechenfehler
- **Kommunikationsfehler:** vergessener E-Mail-Anhang, fehlerhafte Adressierungen, Auslassungen in Protokollen
- **Organisatorische Fehler:** falsche Zuordnung oder falsche Wahl von Akten oder Daten, Ablagefehler, fehlende oder falsche Weitergabe von Unterlagen, Termin- und Fristversäumnisse
- **Technikbezogene Fehler:** Datenverlust durch nicht gespeicherte oder versehentlich gelöschte Dokumente, Vergessen von Passwörtern, nicht gesperrte Bildschirme
- **Prozessuale Fehler:** Fehlbesetzungen im Personalbereich, unzureichende Projektplanung, unbedachte Folgewirkungen von Entscheidungen

Auch aus der Sicht von Führungskräften sind Fehler weit verbreitet. Eine Untersuchung mit 15 leitenden Angestellten aus verschiedenen Verwaltungen zeigte, dass sich insbesondere folgende Probleme häufen:

- Erfassungsfehler
- Fristversäumnisse
- Späte Einbindung wichtiger Akteure
- Mangelnde Kommunikation und Dokumentation

Während viele der dokumentierten Fehlleistungen im Vergleich mit industriellen Katastrophen recht trivial erscheinen, können sie in aggregierter Form doch erhebliche ökonomische Konsequenzen nach sich ziehen oder das öffentliche Vertrauen und die Glaubwürdigkeit von Institutionen beschädigen.

Aber auch schwerwiegende Fehler mit weitreichenden Folgen sind nicht auszuschließen. Historische Beispiele wie die fehlerhafte Organisation der Loveparade in Duisburg, der Einsturz der Eishalle in Bad Reichenhall, das Management der Flutkatastrophe im Ahrtal oder Fehleinschätzungen in Jugendämtern, die

Kindeswohlgefährdungen nicht verhinderten, verdeutlichen die potenziellen Risiken, die mit administrativen Entscheidungen einhergehen.

2.3 Fazit und Ausblick

- Die Ergebnisse unserer Untersuchungen zu den Häufigkeiten und Kategorien von Fehlern im administrativen Bereich unterstreichen die Notwendigkeit, sich intensiver mit deren Ursachen und Auswirkungen auseinanderzusetzen, um wirksame Bewältigungs- und Präventionsstrategien entwickeln zu können.
- In Abschn. 4.5 werden konkrete Methoden benannt, um die in diesem Kapitel aufgelisteten häufigsten Fehlertypen (z. B. Eingabefehler) zu vermeiden.
- Das (metakognitive) Wissen darüber, in welchen Situationen Fehler (gehäuft) in Erscheinung treten können, ist per se aber schon hilfreich, um diese Fehler zu vermeiden. Es führt zu einer aufgabenbezogenen Sensibilisierung und situationsgerechten Aufmerksamkeitsaktivierung, die auch zu entsprechenden Vorkehrungen Anlass geben können.

3 Warum machen Menschen Fehler?

Die Untersuchung der Ursachen von Fehlern ist ein interdisziplinäres Forschungsfeld, das kognitive, systemische und motivationale Erklärungsansätze vereint.

Zu den **kognitiven** Ursachen gehören z. B.:

(1) etwas verwechseln *(z. B. durch die Ähnlichkeit von Zielobjekten, Ablenkung und die limitierten Aufmerksamkeitsressourcen des Menschen)*
(2) etwas vergessen *(durch Unterbrechungen, Ablenkung der Aufmerksamkeit und die limitierte menschliche Gedächtnisspanne allgemein)*
(3) etwas nicht erkennen *(durch Wissensdefizite oder verwechselbare Merkmale)*
(4) etwas nicht bedenken *(durch Erfahrungsmangel, Unwissenheit und die limitierte menschliche Informationsverarbeitungskapazität allgemein)*

Zu den **systemischen** Ursachen gehören z. B.:

(1) Multitasking-Anforderungen
(2) betriebsbedingte Unterbrechungen
(3) Überlastung *(z. B. durch chronischen Personalmangel)*
(4) Zeitdruck
(5) unpassende Arbeitsmittel *(z. B. nicht intuitiv bedienbare Technik)*
(6) Informationsdefizite *(z. B. unklare Zuständigkeiten)*
(7) mangelnde Einarbeitung neuer Mitarbeitender oder auch etablierter Mitarbeitender in ein neues Aufgabenfeld *(z. B. fehlende Fortbildungsangebote)*

M. Sauerland, S. Lehmann, *Strategien, Methoden und Instrumente zur Fehlervermeidung*, essentials, https://doi.org/10.1007/978-3-662-72599-3_3

Zu den **motivationalen** Ursachen gehören z. B.:

(1) Müdigkeit *(durch Schlafmangel, das Mittagstief oder monoton gestaltete Arbeit)*
(2) mangelnde Passung der Aufgabenanforderungen zu den persönlichen Interessen *(geringer Belohnungswert, niedriger Anreiz, schwach ausgeprägte Bedürfnisse)*
(3) Motiv- und Zielkonflikte *(widersprüchliche Anforderungen, unklare Prioritäten)*
(4) demotivierendes Führungsverhalten *(autoritärer Führungsstil)*

Es ist unmittelbar ersichtlich, dass die aufgeführten Ursachen miteinander interagieren und sich wechselseitig bedingen können. Darüber hinaus sind zahlreiche weitere (z. B. technische) Ursachen für Fehler denkbar. Die nachfolgend dargestellten Theorien der Fehlerentstehung leiten die verschiedenen Ursachen auf systematische Weise her.

3.1 Das kognitive Modell der Fehlerentstehung

Ein prominentes Modell zur Analyse menschlicher Fehler ist das *Generische Fehler-Modellierungs-System* von Reason (1991, 1994), das auf den Arbeiten von Rasmussen (1982, 1984, 1986) sowie Norman (1981, 2013) basiert. Dieses Modell klassifiziert Fehler anhand der kognitiven Prozesse, die der Handlungssteuerung zugrunde liegen, und unterscheidet dabei drei hierarchische Ebenen:

1. **Fertigkeitsbasierte Ebene** – Handlungen, die weitgehend automatisch und routiniert ablaufen
2. **Regelbasierte Ebene** – Handlungen, die durch erlernte Regeln und bewährte Muster gesteuert werden
3. **Wissensbasierte Ebene** – Handlungen, die durch bewusstes Problemlösen in unbekannten oder unstrukturierten Situationen zustande kommen

Die Funktionsweise dieser drei Steuerungsebenen lässt sich anhand eines alltäglichen Beispiels illustrieren: Eine Büroangestellte möchte eine Kopie anfertigen. Unter normalen Bedingungen erfolgt dieser Vorgang weitgehend automatisiert: Die Vorlage wird eingelegt, die Kopiertaste betätigt, die Kopie entnommen. Die fertigkeitsbasierte Handlungssteuerung sorgt für eine schnelle und fehlerfreie Abwicklung dieses routinierten Prozesses. Tritt jedoch eine technische Störung auf, wird die regelbasierte Ebene aktiviert. Basierend auf bisherigen Erfahrungen erinnert sich die Angestellte daran, dass das Blinken der Warnlampe in der Vergangenheit auf einen leeren Papierbehälter hingewiesen hat. Sie wendet daher die bewährte Regel an: Wenn die Lampe blinkt, dann überprüfe das Papierfach und fülle Papier nach. Diesmal jedoch ohne Erfolg. Da die Störung weiterhin besteht, muss sie auf die wissensbasierte Ebene wechseln. In diesem Modus beginnt ein bewusster Problemlösungsprozess: Sie analysiert die Situation, reflektiert über die Funktionsweise des Geräts und kommt zu der Hypothese, dass sich möglicherweise ein Fremdkörper im Papierlauf befindet. Sie öffnet die Klappen des Kopierers, überprüft den Mechanismus und entdeckt schließlich eine festsitzende Plastikfolie, die sie entfernt, um die Funktion des Geräts wiederherzustellen.

Jede der beschriebenen Handlungssteuerungsebenen ist nun mit spezifischen Fehlertypen und Fehlerursachen verbunden (s. Tab. 3.1).

Das kognitive Modell zeigt auf, dass Fehler nicht zufällig auftreten, sondern systematisch mit bestimmten Denk- und Verhaltensmustern verbunden sind.

Fertigkeitsbasierte Fehler

Fertigkeitsbasierte Fehler entstehen, wenn automatisierte, routinemäßige Handlungen nicht wie beabsichtigt ausgeführt werden. Sie lassen sich in zwei Hauptkategorien unterteilen:

- **Patzer:** Eine geplante Handlung wird motorisch oder aufmerksamkeitsbedingt fehlerhaft ausgeführt.
- **Schnitzer:** Ein geplanter Handlungsschritt wird vergessen oder nicht vollständig ausgeführt.

Charakteristisch für solche Fehler ist, dass die grundsätzliche Handlungsabsicht korrekt ist, jedoch eine unbeabsichtigte Abweichung während der Durchführung erfolgt. Fehler entstehen vor allem durch:

1. *Ablenkung:* Eine Unterbrechung oder eine unerwartete Störung kann dazu führen, dass eine Routine nicht korrekt oder nicht vollständig ausgeführt wird.
2. *Zeitdruck:* Wenn eine Tätigkeit unter hoher Geschwindigkeit ausgeführt werden muss, steigt die Wahrscheinlichkeit für Flüchtigkeitsfehler.
3. *Monotonie:* Längere, wenig herausfordernde Routinetätigkeiten können zu Unaufmerksamkeit und Fehlreaktionen führen.
4. *Verwechslungen aufgrund von Ähnlichkeiten:* Ähnliche Objekte, Begriffe oder Handlungen werden vertauscht.
5. *Gedächtnisausfälle:* Besonders bei Aufgaben, die über mehrere Schritte hinweg Aufmerksamkeit erfordern, können einzelne Handlungsschritte vergessen werden.

Tab. 3.1 Die drei Ebenen der Handlungssteuerung mit den ihnen zugeordneten Fehlerkategorien, deren Ursachen und einigen typischen Beispielen

Handlungs-steuerungsebene	Fehlerkategorie	Ursache	Beispiel
Fertigkeitsbasiert	Patzer (Aufmerksamkeitsfehler)	Verwechslung; z. B. mangelnde Aufmerksamkeitskontrolle durch innere/äußere Ablenkung	Medikament B anstelle des äußerlich ähnlichen Medikaments A verabreichen.
	Schnitzer (Gedächtnisfehler)	Vergessen; z. B. durch Ablenkung oder Unterbrechung	Kopiervorlage im Kopierer liegen lassen.
Regelbasiert	Schlechte Anwendung einer guten Regel	Besonderheit der Situation nicht erkennen	Bei Vorliegen einer bestimmten Symptomkonstellation ähnlichkeitsbedingt eine seltene Ausnahmeerkrankung nicht erkennen (Diagnosefehler) und somit konsequent die zwar zumeist wirksame, diesmal aber schädliche Therapie anwenden.
	Gute Anwendung einer schlechten Regel	Oft belohntes Risikoverhalten zeigen oder Unkenntnis einer effektiveren Regel	Bei Verspätung mit unangepasster Geschwindigkeit zu einem Termin fahren. Vorurteilsbedingte Personalauswahl.
Wissensbasiert	Plan nicht zielführend	Unwissenheit; z. B. Unfähigkeit, komplexe Entwicklungen mental zu repräsentieren	Mit Gewinnabsicht eine Aktie kaufen, die sich als verlustreich erweist.
	Ziel falsch oder defizitär definiert	Unwissenheit; z. B. Tendenz, sich nur mit dem Auffälligen zu beschäftigen	Nicht bedenken, dass bei der aktuellen Projektdurchführung ein Nachfolgeprojekt mitbedacht werden muss.

Beispiele *(vier Patzer/vier Schnitzer):*

- *Vertippen auf einer Tastatur:*
- Eine häufige Fehlhandlung ist das versehentliche Drücken einer benachbarten Taste, was insbesondere bei schnellem Schreiben auftritt.
- *Versehentlich eine E-Mail an die falsche Adresse senden:*
- Eine Person wählt eine automatisch vorgeschlagene E-Mail-Adresse aus der Liste aus, ohne sie bewusst vollständig zu überprüfen.
- *Kopiergerät mit falschen Einstellungen nutzen:*
- Eine Routinehandlung wird aktiviert, ohne dass der Nutzer zuvor überprüft, welche Einstellungen (z. B. Doppelseitendruck) zuvor verwendet wurden.
- *Vertauschen von Schlüsseln oder Akten:*
- Eine Person nimmt im Büro einen falschen Schlüssel mit oder legt eine Akte versehentlich an den falschen Ort.
- *Fehlendes Abspeichern einer Datei:*
- Ein häufiges Problem ist das Schließen eines Dokuments, ohne es vorher abzuspeichern, insbesondere, wenn man an etwas anderes denkt oder durch eine parallele Aufgabe abgelenkt ist.
- *Die Kopiervorlage im Kopierer liegen lassen:*
- Sobald das gewünschte Ergebnis (die fertigen Kopien) erreicht wurde, gerät das ursprüngliche Medium in Vergessenheit, da es nicht mehr mental präsent ist.
- *Vergessen, eine wichtige Anlage an eine E-Mail anzuhängen:*
- Obwohl die Absicht bestand, einen Anhang mitzuschicken, wird dies in der Routine des E-Mail-Versands übersehen.
- *Nicht mehr wissen, warum man einen Raum betreten hat:*
- Diese Alltagserfahrung illustriert, wie ein Handlungsziel durch die Beschäftigung mit anderen Dingen kurzfristig aus dem Gedächtnis verschwinden kann.

Regelbasierte Fehler

Regelbasierte Fehler entstehen, wenn eine fehlerhafte oder unangemessene Regel zur Problemlösung angewendet wird. Regeln stellen vereinfachte Verhaltensrichtlinien dar, die sich in der Vergangenheit als nützlich erwiesen haben. Sie werden in Situationen herangezogen, in denen keine automatisierten Routinen greifen, die jedoch auch noch keine kreative Problemlösung auf der wissensbasierten Ebene erfordern. Regelbasierte Fehler entstehen, wenn:

1. eine an sich richtige Regel in einer unpassenden Situation angewendet wird oder
2. eine suboptimale Regel als Grundlage für die Handlung dient.

Die Anwendung von Regeln erfolgt meist auf einer mittleren Bewusstseinsebene. Während Routinetätigkeiten weitgehend automatisch ablaufen, erfordert das regelbasierte Handeln eine bewusste Auswahl der Regel, die für die gegebene Situation passend erscheint. Dies geschieht oft nach dem „Wenn-dann"-Prinzip.

Regelbasierte Fehler treten besonders häufig auf, wenn standardisierte Abläufe oder bewährte Praktiken auf neue, gerade veränderte oder ungewohnte Kontexte übertragen werden.

Typische Auslöser für regelbasierte Fehler sind daher:

1. *Fehlinterpretation der Situation:* Die Person erkennt nicht, dass die Situation eine Ausnahme darstellt, die eine andere Regel erfordert.
2. *Fehlendes Wissen über Alternativen:* Die Person ist sich nicht bewusst, dass eine bessere Regel existiert.

Beispiele:

- *Verwendung eines Standard-Interviewleitfadens für einen Kandidaten, der sich zuvor schon einmal beworben hatte:*
  Im Personalauswahlgespräch wird oft ein strukturierter Interviewleitfaden verwendet, um eine objektive Bewertung sicherzustellen. Wird dieser jedoch für einen Kandidaten verwendet, der sich bereits zuvor schon mal beworben hatte, führt dies möglicherweise zu verzerrten Einschätzungen.
- *Zu schnell fahren, um eine Verspätung aufzuholen:*
  Eine Person ist spät dran und beschließt, schneller zu fahren, um die verlorene Zeit wiedergutzumachen. Die Regel „Wenn ich zu spät bin, dann fahre ich schneller" kann zwar kurzfristig nützlich erscheinen, führt jedoch zu einem höheren Unfallrisiko und möglichen rechtlichen Konsequenzen.
- *Zu frühe Planung eines Projekts ohne vollständige Informationen:*
  Die Regel „Frühe Planung ist der Schlüssel zum Erfolg" ist im Allgemeinen richtig. Wird jedoch eine Projektplanung begonnen, bevor alle relevanten Informationen vorliegen, kann dies zu ineffizienter Ressourcennutzung führen.

Wissensbasierte Fehler

Wissensbasierte Fehler entstehen, wenn eine Person aufgrund unzureichender oder fehlerhafter Informationen eine schlechte Entscheidung trifft oder eine unangemessene Handlung ausführt. Sie treten insbesondere dann auf, wenn Menschen gezwungen sind, neue oder ungewohnte Probleme zu lösen, für die sie kein ausreichendes Wissen oder keine verlässlichen Erfahrungswerte besitzen. Auf der wissensbasierten Ebene sind Handlungen stark von bewussten Überlegungen,

Problemanalysen und Entscheidungsprozessen abhängig. Dies führt zu einer höheren Fehleranfälligkeit, wenn:

1. *Unvollständige oder falsche Informationen zur Verfügung stehen:* Die Entscheidungsgrundlage ist mangelhaft, weil relevante Daten fehlen oder diese irreführend sind.
2. *Fehlinterpretationen der Situation auftreten:* Die Situation wird falsch eingeschätzt oder kausale Zusammenhänge werden nicht richtig erkannt.
3. *Ungeeignete Problemlösungsstrategien gewählt werden:* Aufgrund von begrenztem Wissen oder undifferenzierten Ursache-Wirkungs-Modellen wird eine unangemessene Methodenwahl getroffen.

Beispiele:

- *Fehlentscheidungen in der IT:*
  Ein Softwareentwickler nutzt eine unsichere Verschlüsselungsmethode, weil er sich der Schwachstellen nicht bewusst ist, was zu Sicherheitslücken in einem System führt.
- *Fehlbesetzungen im Personalbereich:*
  Ein Personalverantwortlicher stellt eine Person ein, ohne alle relevanten Qualifikationen genau zu kennen. Erst nach der Einstellung wird deutlich, dass die Person nicht für die Aufgabe geeignet ist.
- *Gescheiterte Umweltmaßnahmen:*
  Eine Stadtverwaltung setzt eine Maßnahme zur Reduzierung von Verkehrsstaus um, indem sie neue Fahrradwege anlegt. Nach der Umsetzung zeigt sich, dass dies ungewollt neue Staus verursacht, weil die Verkehrsplanung nicht ausreichend durchdacht war.

3.2 Das systemische Modell der Fehlerentstehung

Kognitive Theorien über die Fehlerentstehung sind empirisch sehr gut belegt. Allerdings lässt sich ein Fehler selten einseitig dem menschlichen Faktor zuschreiben. Fehler in administrativen Prozessen stellen keineswegs nur individuelle Unzulänglichkeiten dar, sondern sind häufig auch auf organisationale Defizite zurückzuführen.

Menschliche Fehlleistungen (etwas übersehen, etwas verwechseln, etwas vergessen, etwas nicht bedenken etc.) sind somit oft bloß ein Symptom eines widrig gestalteten Arbeitskontextes, z. B. mit häufigen betriebsbedingten Unterbrechungen, monoton gestalteten Prozessen, mangelnder Einarbeitung, ständigen Multitasking-Anforderungen, unpassenden Arbeitsmitteln, fehlender digitaler Unterstützung oder chronischer Überlastung der Mitarbeitenden durch ausgeprägten Personalmangel. Solche Umstände provozieren kognitive Fehler geradezu. Hinter den kognitiv verursachten Fehlern verbergen sich demnach häufig auch tieferliegende organisationale Ursachen.

Mit Hilfe des Ishikawa-Fishbone-Diagramms können die vielfältigen Ursachen von Fehlern ausfindig gemacht und mit ihren jeweiligen Anteilen veranschaulicht werden. Auf diese Weise wird eine einseitige Zuschreibung von Fehlern auf menschliche Faktoren vermieden. Die Technik wird in der Literatur zuweilen auch in der 4 M-, 5 M- oder 6 M-Variante aufgeführt, wobei die M's für die folgenden möglichen Fehlerursachen stehen:

- *M*ensch (z. B. Müdigkeit, Wissensdefizite)
- *M*aschine (z. B. nicht gewartete Technik, nicht-intuitives Design)
- *M*aterial (z. B. Etikettenähnlichkeit, fehlende Spezifikation)
- *M*anagement (z. B. widersprüchliche Erwartungen, Personalmangel)
- *M*ethode (z. B. Multitasking-Anforderungen, betriebsbedingte Unterbrechungen)
- *M*itwelt (z. B. Lärm, Verantwortungsdiffusionskultur)

Darüber hinaus verbergen sich hinter den kognitiven Fehlerursachen häufig auch motivationale Defizite. Darauf geht das nächste Kapitel näher ein.

3.3 Das motivationale Modell der Fehlerentstehung

Häufig wird die Fehlerentstehung durch Ablenkungen am Arbeitsplatz wie eingehende Anrufe, aufkommende E-Mail-Benachrichtigungen oder spontane Zwischenfragen von Kolleginnen und Kollegen erklärt. Diese Störungen mögen objektiv vorhanden sein – doch die entscheidende Frage lautet: Warum gelingt es nicht, sich gegen diese Ablenkungen zu schützen?

In solchen Situationen spielt Motivation eine zentrale Rolle. Wenn eine Person eine Aufgabe als besonders wichtig empfindet oder ein starkes Interesse an deren erfolgreicher Umsetzung hat, wird sie äußere Störfaktoren weitgehend ignorieren. Ist die Motivation hingegen gering, wird sie sich selbst von trivialen Dingen ablenken lassen.

Zwei anschauliche Beispiele: Wenn jemand eine Präsentation erstellt hat, auf die er besonders stolz ist, und diese unbedingt mit seinen Kolleginnen und Kollegen teilen möchte, dann ist die Wahrscheinlichkeit eher gering, dass er vergisst, den entsprechenden E-Mail-Anhang beizufügen. Oder: Wenn sich jemand auf einen Termin freut, wird er diesen nicht versäumen, anders als jemand, der kein echtes Interesse an dem Event hat.

Motivation fungiert somit als eine Art Schutzmechanismus, der Aufmerksamkeit bündelt und Ablenkungen minimiert. Ist die Motivation hoch, bleibt die Handlungskontrolle stabil, während eine geringe Motivation die Wahrscheinlichkeit von Fehlleistungen erhöht.

Um ein umfassendes Verständnis der Mechanismen hinter motivationsbasierten Fehlern zu entwickeln, können verschiedene psychologische Modelle zusammengeführt werden. Das sogenannte 3 K-Modell der Motivation (Kehr, z. B. 2005/2017) ist dabei besonders aufschlussreich. Das Modell kann zusätzlich durch die Selbstbestimmungstheorie von Deci und Ryan (z. B. 1985/2017) fundiert werden, mit der wir unsere Ausführungen daher auch beginnen.

Die **Selbstbestimmungstheorie** von Deci und Ryan geht davon aus, dass Motivation nicht nur durch äußere Faktoren wie Belohnungen oder Bestrafungen gesteuert wird, sondern dass es grundlegende psychologische Bedürfnisse gibt, welche die Qualität und Nachhaltigkeit motivierten Verhaltens beeinflussen.

Demnach haben Menschen drei universelle psychologische Grundbedürfnisse, die erfüllt sein müssen, um motiviert und zufrieden zu sein:

1. **Autonomie** – das Bedürfnis, selbstbestimmt zu handeln und Kontrolle über Entscheidungen zu haben. Beispiel: Ein Mitarbeiter, der seinen Tagesablauf selbst gestalten darf.
2. **Kompetenz** – das Bedürfnis, sich als fähig und wirksam zu erleben. Beispiel: Eine Mitarbeiterin, die merkt, dass sie ein kompliziertes Problem auf intelligente Art bewältigen kann.
3. **Soziale Eingebundenheit** – das Bedürfnis nach Beziehungen, sozialer Akzeptanz und Zugehörigkeit. Beispiel: Ein Mitarbeiter, der im Team arbeiten kann und Anerkennung von Vorgesetzten bekommt.

Wenn diese Bedürfnisse – z. B. im beruflichen Umfeld – erfüllt sind, entsteht intrinsische Motivation. Intrinsische Motivation bezeichnet eine Form der Motivation, bei der Menschen eine Tätigkeit aus eigenem Antrieb, Interesse oder Freude ausführen, ohne dass äußere Belohnungen oder Zwänge eine Rolle spielen. Sie führt zu besserer Leistung, höherer Zufriedenheit und weniger Fehlern. Wird eine oder werden mehrere Komponenten dagegen nicht erfüllt, entstehen motivationale Spannungen, die zu Ablenkung, Frustration, ineffektivem und fehleraffinem Verhalten führen.

Während die Selbstbestimmungstheorie erklärt, welche grundlegenden psychologischen Bedürfnisse für eine nachhaltige Motivation entscheidend sind, betrachtet Kehr mit seinem **Kompensationsmodell der Motivation und Volition (3 K-Modell,** Abb. 3.1**),** wie unterschiedliche Motivationskomponenten miteinander interagieren. Kehr erweitert den bisherigen Ansatz, indem er zeigt, dass implizite Motivation (unbewusste Bedürfnisse), explizite Motivation (bewusste Ziele) und subjektive Fähigkeiten in einem Gleichgewicht stehen müssen, um langfristig motiviertes und erfolgreiches Verhalten zu ermöglichen.

Das Kompensationsmodell erklärt dabei nicht nur, wie Motivation entsteht, sondern auch, warum Menschen trotz vorhandener Ziele und bestehender Fähigkeiten manchmal Schwierigkeiten haben, ihre Aufgaben effizient und fehlerfrei zu erledigen.

Motivation ergibt sich gemäß dem Modell aus drei zentralen Komponenten:

1. **Implizite Motive oder „der Bauch"** – teils unbewusst wirkende, emotionale Bedürfnisse, die das Verhalten beeinflussen. Man unterscheidet dabei drei große Bedürfnisse:

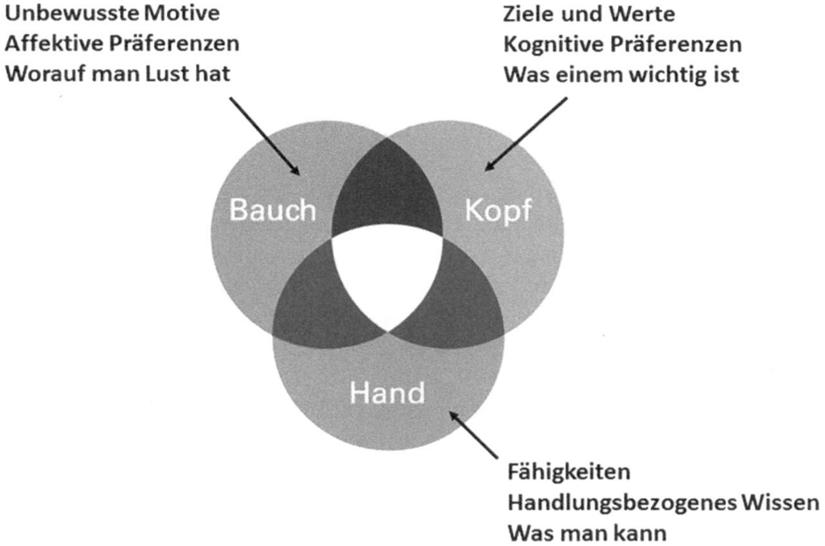

Abb. 3.1 Das 3 K-Modell in Bezug auf fehleraffine Konflikte bei der Aufgabenbearbeitung (in Anlehnung an Kehr, z. B. 2005/2017; Abbildung mit freundlicher Genehmigung von Kehr, 2025. Quelle: https://commons.wikimedia.org/wiki/File:3K-Modell_Abb1.png)

- **Leistungsmotiv** (der Wunsch, Herausforderungen zu meistern und sich zu verbessern)
- **Anschlussmotiv** (das Bedürfnis nach sozialer Eingebundenheit)
- **Machtmotiv** (das Streben nach Einfluss und Kontrolle)

Diese Motive steuern unser Verhalten oft ohne bewusste Reflexion und beeinflussen, welche Tätigkeiten uns als angenehm erscheinen und Freude bei der Ausführung bereiten, ohne dass wir Lob von außen erwarten oder benötigen.

2. **Explizite Motive (Ziele und Werte) oder „der Kopf"** – beziehen sich auf die rationalen Absichten und bewussten Ziele einer Person und sind oft durch gesellschaftliche Erwartungen, Normen oder persönliche Reflexionen entstanden. Sie repräsentieren damit das, was einer Person wichtig oder nützlich erscheint.
3. **Subjektive Fähigkeiten oder „die Hand"** – die persönliche Einschätzung der eigenen Kompetenzen und Fertigkeiten, die erforderlich sind, um eine Aufgabe erfolgreich zu bewältigen.

Das Modell besagt, dass optimale Motivation dann entsteht, wenn diese drei Komponenten im Einklang stehen. Fehlen Komponenten, muss der Mangel kompensiert werden. Das bedeutet, dass Willenskraft (Volition) aufgebracht werden muss, um den Motivationsmangel auszugleichen. Willenskraft ist aber nicht unbegrenzt verfügbar, sondern stellt eine begrenzte Ressource dar, die mit der Zeit erschöpft werden kann. Dies geschieht insbesondere dann, wenn eine Person wiederholt oder über längere Zeiträume hinweg gegen ihre inneren Bedürfnisse oder Motivlagen handelt. Ist die Willenskraft erschöpft, sind reduzierte Selbstkontrolle, Stress und emotionale Erschöpfung die Folge.

Wie entstehen daraus Fehler bei der Büroarbeit?

Motivationsbedingte Fehler treten auf, wenn es eine Diskrepanz zwischen den drei Komponenten gibt:

(1) **Der Bauch will nicht, was der Kopf für wichtig erachtet:** Wenn eine Handlung das explizite Motiv anspricht, aber nicht das implizite Motiv, entsteht ein innerer Konflikt zwischen rationalen Zielen und unbewussten Bedürfnissen. Ein Beispiel hierfür ist der Mitarbeiter mit einem starken Anschlussmotiv (sozialer Austausch ist ihm wichtig), der in einer isolierten Umgebung arbeiten muss. Er empfindet die Aufgabe zwar als wichtig, gleichzeitig aber auch als unangenehm, weil sein Bedürfnis nach Zugehörigkeit nicht erfüllt wird. Die Folgen daraus, die auch die Wahrscheinlichkeit für Fehlleistungen erhöhen, können sein:

Geringe intrinsische Motivation und fehlende Erfüllung

- Die Person kann zwar bewusst ein Ziel verfolgen (z. B. sich für eine Prüfung vorbereiten, weil es rational sinnvoll ist), ist dabei aber nicht wirklich engagiert oder begeistert.
  - Die Handlung wird als Pflicht oder Last empfunden, nicht als etwas, das Freude oder persönliche Erfüllung bringt.
  - Die Motivation zur Handlungsausführung kommt nicht von innen heraus, es entsteht keine sogenannte intrinsische Motivation.

Erschöpfung der Willenskraft (Ego Depletion)

- Weil das implizite Motiv nicht angesprochen wird, muss die Person ständig Willenskraft (Selbstkontrolle) aufbringen, um am Ziel dranzubleiben.
  - Langfristig kann dies zur Erschöpfung der Willenskraft führen, wodurch Selbstdisziplin und Durchhaltevermögen nachlassen – auch für spätere andere Tätigkeiten und Handlungen.

Erhöhte Ablenkbarkeit und Prokrastination

- Da das implizite Motiv unerfüllt bleibt, sucht das Gehirn nach Ersatzbefriedigung.
  - Dies kann sich in Ablenkung durch unwichtige Tätigkeiten oder in Prokrastination („Aufschieberitis") äußern.

Mangelnde Nachhaltigkeit und erhöhte Abbruchwahrscheinlichkeit

- Da die Motivation hauptsächlich von der Willenskraft abhängt und nicht durch intrinsische Freude oder Begeisterung unterstützt wird, besteht die Gefahr, dass die Handlung vorzeitig aufgegeben wird.
  - Besonders bei langfristigen Zielen (z. B. Studium, Karriere, Diät) ist dies wahrscheinlich.

(2) **Über- oder Unterforderung:** Ein Motivkonflikt kann auch dann entstehen, wenn Menschen ihre eigenen Fähigkeiten, die zur Handlungsausführung notwendig sind, als zu gering erachten. Selbst bei gegebener Unterfütterung der Handlung durch sowohl das implizite als auch das explizite Motiv (der Bauch will, was der Kopf sagt), können durch die wahrgenommene fehlende Fähigkeit innere Widerstände entstehen. Diese inneren Widerstände müssen in Folge mit Willenskraft überwunden werden. Das birgt die Gefahr, dass eine Person unkontrolliert oder ineffektiv handelt. Wenn ständig die Angst vorherrscht, bei einer wichtigen Aufgabe zu versagen, weil es an eigenen Fähigkeiten mangelt, sind Prokrastination und Ausweichen auf andere Aktivitäten sowie Handlungsabbrüche nicht weit. Darüber hinaus ist auch die Wahrscheinlichkeit für Fehler erhöht, da die Regulation von Unsicherheit und Angst häufig mit einem Konzentrationsmangel einhergeht.

(3) **Mangelnde Willenskraft zur Kompensation:** Wenn eine der drei Komponenten nicht erfüllt ist, kann dies durch *Willenskraft (Volition)* kompensiert werden. Allerdings ist diese begrenzt. Wenn jemand ständig gegen seine eigenen Motivationsmuster arbeiten muss, steigt die Wahrscheinlichkeit von Erschöpfung und Fehlern. Ein introvertierter Mitarbeiter, der beispielsweise in viele Meetings und Gespräche involviert wird, kann sich zwar eine Zeit lang willentlich dazu überwinden, aber langfristig nimmt seine volitionale Kapazität ab, was zu Konzentrationsfehlern führen kann.

Neben der Diskrepanz zwischen impliziten und expliziten Motiven spielen auch **Zielkonflikte** auf der expliziten Ebene eine entscheidende Rolle bei der Entstehung von Fehlern. Ein Zielkonflikt tritt auf, wenn zwei bewusst gesetzte Ziele miteinander konkurrieren und eine Person nicht beide gleichzeitig optimal erfüllen kann (z. B. Qualität- vs. Effizienzanforderungen; langfristiger Erfolg vs. kurzfristige Ergebnisse; Eigenständigkeitserfordernisse vs. Teamperformanz).

Motivationsdefizite durch physiologische Vorgänge
Wie bereits angedeutet sind Erschöpfung und Müdigkeit häufige und zugleich unterschätzte Ursachen für motivationsbasierte Fehler im Arbeitsalltag. Gerade in der modernen Büroarbeit, die hohe kognitive Anforderungen stellt, kann ein Energiemangel gravierende Auswirkungen auf die Konzentration, Reaktionsfähigkeit und Entscheidungsfindung haben.

Neben der direkten Beeinträchtigung der kognitiven Leistungsfähigkeit hat Müdigkeit auch tiefgreifende Auswirkungen auf die Motivation. Wer sich erschöpft fühlt, neigt dazu, komplexe oder anspruchsvolle Aufgaben aufzuschieben, gefährliche Handlungsabkürzungen zu wählen oder sich von unwichtigen, aber einfach zu erledigenden Tätigkeiten ablenken zu lassen. In diesem Zustand fällt es schwer, strategisch zu denken oder langfristige Ziele im Auge zu behalten. Daher ist es zum Zweck der Fehlervermeidung entscheidend, Müdigkeitsursachen systematisch zu reduzieren und Strategien zur nachhaltigen Energiegewinnung in den Arbeitsalltag zu integrieren.

3.4 Fazit

- In diesem Kapitel wurden drei verschiedene, sich nicht wechselseitig ausschließende theoretische Ansätze über die Entstehung von Fehlern vorgestellt.
- Die empirisch gut erforschten kognitiven Theorien führen (a) Fehler durch Vergessen beispielsweise auf die Ablenkung der Aufmerksamkeit, (b) Ver-

wechslungsfehler auf die Ähnlichkeit von Zielobjekten und (c) das Scheitern von Plänen auf Wissenslücken oder mangelnde Informationen zurück.

- Ein Fehler ist dabei jedoch nicht monokausal dem menschlichen Faktor zuzuschreiben. Die vermeintlich menschlichen Fehlleistungen (etwas übersehen, etwas verwechseln, etwas vergessen, etwas nicht erkennen, etwas nicht bedenken etc.) sind oft bloß ein Symptom eines widrig gestalteten Arbeitskontextes, der durch häufige betriebsbedingte Unterbrechungen, mangelnde Einarbeitung oder Multitasking-Anforderungen charakterisiert sein kann.
- Hinter den vermeintlich kognitiv verursachten Fehlern verbergen sich zudem häufig tieferliegende motivationale Ursachen, wie z. B. die mangelnde Passung der Arbeitsaufgaben zu den persönlichen Bedürfnissen, motivationale Konflikte oder Müdigkeit.
- Aus den unterschiedlichen Blickwinkeln der verschiedenen Modelle erwachsen durchaus sich ergänzende Möglichkeiten, die vielfältigen Ursachen von Fehlern zu beseitigen. Darauf wird im nachfolgenden Kapitel eingegangen.

4 Wie lassen sich Fehler vermeiden?

Fehler lassen sich in einer komplexen Arbeitswelt nicht vollständig ausschließen, durch gezielte Strategien können sie jedoch deutlich reduziert werden. Ein systematischer Umgang mit Fehlern trägt nicht nur zur Qualitätssteigerung bei, sondern erhöht auch die Effizienz und Sicherheit in der Arbeitswelt.

Die folgenden Kapitel befassen sich mit Fehlerpräventionsstrategien, die auf wissenschaftlichen Erkenntnissen und bewährten Praktiken basieren. Zunächst werden *allgemeine* Strategien und Methoden zur Fehlervermeidung erläutert, die sich in unterschiedlichen Kontexten bewährt haben. Anschließend folgt die Betrachtung *spezifischer* Maßnahmen, die gezielt auf konkrete Fehlerquellen zugeschnitten sind und anwendungsorientierte Lösungen für bestimmte Aufgabenbereiche bieten.

Im nachfolgenden Abschnitt werden zunächst die organisational-technischen Methoden aufgegriffen (s. linke Säule in der Abb. 4.1), weil diese sich zuvorderst auf bekannte Situationen beziehen. Ist die Arbeitsaufgabe jedoch neuartig, dynamisch und komplex sind andere Maßnahmen erforderlich, die auf Basis einer positiven Fehlerkultur (s. Fundament in der Abb. 4.1) eher die individuelle Motivation (mittlere Säule) und spezielle kognitive Methoden (rechte Säule) betreffen.

M. Sauerland, S. Lehmann, *Strategien, Methoden und Instrumente zur Fehlervermeidung*, essentials, https://doi.org/10.1007/978-3-662-72599-3_4

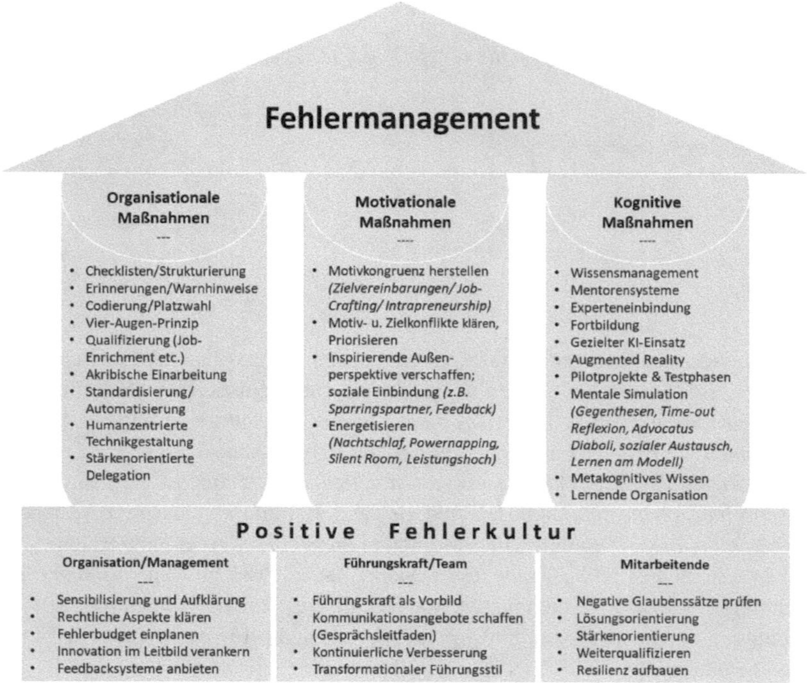

Abb. 4.1 Die Architektur eines ganzheitlichen Fehlermanagements – mit seinem Fundament, der positiven Fehlerkultur, und den darauf aufbauenden, stützenden Säulen, nämlich den organisationalen, motivationalen und kognitiven Maßnahmen

4.1 Organisational-technisch orientiertes Fehlermanagement

In Arbeitsprozessen, die durch wiederkehrende Aufgaben geprägt sind, ist die Implementierung organisatorischer oder technischer Maßnahmen zur Fehlervermeidung von zentraler Bedeutung.

Um Fehler systematisch zu verhindern, haben sich eine Reihe bewährter Methoden etabliert:

- **Checklisten und strukturierte Arbeitsabläufe:** Der Einsatz von (digitalen oder analogen) Checklisten stellt sicher, dass alle notwendigen Arbeitsschritte

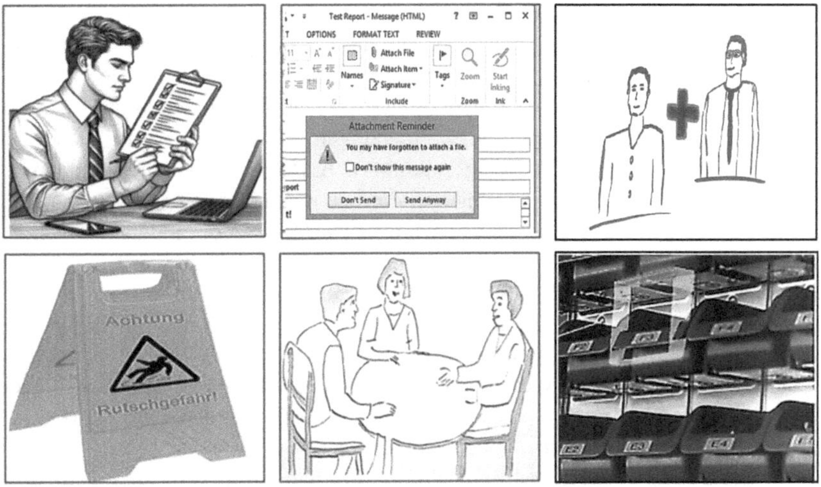

Abb. 4.2 Einfach anzuwendende Methoden zur Reduktion von Fehlern: **(1)** ein Mitarbeiter arbeitet eine Checkliste ab, um nichts wegzulassen, **(2)** ein digitaler Hinweis, um den im E-Mail-Text erwähnten Anhang nicht zu vergessen, **(3)** das Vier-Augen-Prinzip zur Kontrolle fehleraffiner Aufgaben, **(4)** die Platzierung eines tatsächlich verhaltensändernden Warnhinweises „Achtung Rutschgefahr“, **(5)** die Durchführung einer Time-out-Reflexion vor einer komplexen Aufgabe, um im Team potenzielle Fehler zu antizipieren und **(6)** eine Augmented-Reality-Anwendung, um Verwechslungen vorzubeugen

lückenlos abgearbeitet werden und weder wichtige Elemente übersehen noch Arbeiten doppelt erledigt werden (s. Abb. 4.2).

- **Erinnerungsstützen und Warnhinweise:** Digitale oder physische Erinnerungen – beispielsweise in Form von Pop-up-Benachrichtigungen, Post-its oder akustischen Signalen – helfen, kritische Aufgaben im Gedächtnis zu behalten. E-Mail-Programme, die automatisch darauf hinweisen, wenn ein Anhang fehlt, obwohl im Text darauf Bezug genommen wird, sind ein Beispiel für eine effektive digitale Erinnerungshilfe (s. Abb. 4.2). Warnhinweise sind zwar eine gängige Methode zur Fehlerprävention, allerdings verlieren sie ihre Wirksamkeit, wenn sie zu häufig verwendet werden (Gewöhnungseffekt). Effektive Warnsignale sollten daher klar, auffällig und zielgerichtet gestaltet sein (s. Abb. 4.2). Zudem können blinkende Lichter, wechselnde Farben oder akustische Signale dazu beitragen, die Aufmerksamkeit der Beschäftigten aufrechtzuerhalten.
- **Visuelle Kodierung und eindeutige Markierungen:** Verwechslungen aufgrund der Ähnlichkeit von Zielobjekten gehören zu den häufigeren Fehlern.

Davon betroffen sind Tasten, Knöpfe, Hebel, Kleidung, Schlüssel, Münzen, Akten, Ordner, Dateien, Namen und Behälter. Badke-Schaub et al. (2011) berichten sogar von Verwechslungen der zu operierenden Körperseite eines Patienten durch ein OP-Team. Eindeutige, unverwechselbare Merkmale, Markierungen, Ablagen, Anordnungen, Formgebungen oder eine der menschlichen Interpretation entsprechende Farbgestaltung (z. B. Rot als Warnfarbe) tragen dazu bei, Verwechslungen zu minimieren. In Laboren sind beispielsweise unterschiedliche Probenbehälter farblich kodiert, um Fehlzuordnungen zu verhindern. Ebenso können Akten mit farbigen Etiketten versehen werden, um eine schnellere Identifikation und eindeutige Zuordnung zu gewährleisten.

- **Platzierung von ähnlichen Arbeitsmitteln an unterschiedlichen Orten:** Die bewusste räumliche Trennung von optisch oder funktional ähnlichen Gegenständen trägt dazu bei, versehentliche Fehlbedienungen oder Verwechslungen von Arbeitsmitteln zu verhindern. Dies gilt insbesondere für sicherheitsrelevante Steuerungselemente oder pharmazeutische Produkte.
- **Time-out-Reflexionen vor kritischen Aufgaben:** Eine kurze Standardpause vor der Durchführung von komplexen oder risikobehafteten Tätigkeiten schärft das Situationsbewusstsein und hilft dabei, potenzielle Fehlerquellen frühzeitig zu antizipieren. Im Rahmen dieser Auszeit unterbricht eine Person oder ein Arbeitsteam (z. B. ein OP-Team) die hektische Vorbereitungsphase (z. B. vor dem Eingriff) ganz bewusst, um nochmals ohne Zeitdruck proaktiv und gewissenhaft die Zielsetzung, die geplante Vorgehensweise, den Arbeitsmaterialeinsatz und mögliche Fehlerquellen zu artikulieren, zu prüfen und zu überdenken (s. Abb. 4.2).
- **Verbale Wiederholung von Arbeitsaufträgen:** Die mündliche Wiederholung einer erhaltenen Anweisung hilft, Missverständnisse zu vermeiden, die Erinnerung zu stützen und das gemeinsame Verständnis einer Aufgabe zu gewährleisten.
- **Akribische Einarbeitung neuer Mitarbeitender:** Fehlleistungen resultieren häufig aus unzureichendem Wissen oder mangelnder Erfahrung. Eine umfassende Einarbeitung unter Begleitung erfahrener Kolleginnen und Kollegen ist essenziell, um Fehler durch Unwissenheit zu verhindern.
- **Kompetenztrainings für kritische Situationen:** Speziell konzipierte Schulungen und Simulationen bereiten Mitarbeitende gezielt auf potenziell fehleranfällige Situationen vor. Dies kann etwa durch den Einsatz von Virtual- oder Augmented-Reality-Anwendungen geschehen, die es ermöglichen, den Umgang mit schwierigen Aufgaben in einer risikofreien Umgebung zu erlernen (s. Abb. 4.2).

- **Arbeitsgestaltung durch Job-Rotation, Job-Enlargement und Job-Enrichment:** Qualifizierende Arbeitsgestaltungsmaßnahmen erlauben die Beschäftigung mit abwechslungsreicheren Aufgaben, sodass müdigkeitsbedingten Fehlern vorgebeugt werden kann. Durch die erwähnten Maßnahmen wird auch das Verständnis von Fertigungsprozessen erhöht, sodass Fehler direkt vor Ort gemeinsam analysiert und behoben werden können.
- **Stärken- oder ressourcenorientierte Aufgabendelegation:** Die Zuteilung von Aufgaben entsprechend den individuellen Stärken und Fähigkeiten der Mitarbeitenden verringert die Fehleranfälligkeit und steigert zugleich die Motivation und Effizienz. Die Schwächen einzelner Beschäftigten kommen dann nicht zur Geltung.
- **Reduktion von Multitasking-Anforderungen:** Ein zu hohes Arbeitspensum erhöht zwangsläufig die Fehlerwahrscheinlichkeit; dies gilt nachweislich auch für Multitasking Anforderungen. Es sollte eine realistische Arbeitslastverteilung sichergestellt werden, die es Mitarbeitenden ermöglicht, sich auf *eine* Aufgabe zu konzentrieren und diese möglichst unterbrechungsfrei zu finalisieren.
- **Humanzentrierte Anpassung technischer Systeme:** Schnittstellen und Bedienkonzepte sollten an die natürlichen Informationsverarbeitungsprozesse des Menschen angepasst werden, um Fehlbedienungen durch Missverständnisse oder zu hohe Komplexität zu minimieren. Die Funktionsweise des Geldautomaten verhindert auf diese Weise, dass Personen ihre Bankkarte im Automaten vergessen, denn bevor sie ihr Ziel (die Geldscheine) erlangen können, müssen sie zunächst die Karte entnehmen.
- **Verstärktes Monitoring von Prozessen:** Feedbacksysteme und Qualitätskontrollen erlauben eine frühzeitige Fehlererkennung und helfen, zielabweichende Entwicklungen und fehlerhafte Prozesse zu korrigieren, bevor sie größere Auswirkungen entfalten.
- **Etablierung redundanter Sicherheitsmechanismen:** Zusätzliche Sicherheitsebenen, doppelte Kontrollen oder Backup-Systeme reduzieren das Risiko von Fehlern mit schwerwiegenden Konsequenzen. Eine der vielfältigen Anwendungsmöglichkeiten bei der Büroarbeit besteht darin, das Vier-Augen-Prinzip bei fehlerträchtigen Aufgaben zu implementieren (s. Abb. 4.2). Durch eine zweite unabhängige Prüfung wird sichergestellt, dass sich keine Flüchtigkeitsfehler oder falschen Annahmen in den Bearbeitungs- oder Entscheidungsprozess einschleichen.
- **Strukturierung und Standardisierung von Arbeitsabläufen:** Klar definierte Prozesse, transparente Zuständigkeiten, eindeutige Verantwortlichkeiten und

einheitliche Verfahrensweisen steigern die Effizienz und verhindern, dass Aufgaben unbearbeitet bleiben oder auch doppelt erledigt werden.
- **Automatisierung fehleranfälliger Prozesse:** Der Einsatz von Automatisierungstechnologien kann dazu beitragen, menschliche Fehler, z. B. durch Unachtsamkeit oder Ermüdung, zu reduzieren. Auf diese Weise können technische Assistenzsysteme auch das Unfallrisiko absenken.

Zwischenfazit
- Zusammenfassend lässt sich festhalten, dass organisational-technisch orientiertes Fehlermanagement eine zentrale Rolle bei der Vermeidung von Fehlern spielt. Durch die Kombination aus Sensibilisierungs-, Strukturierungs- und Qualifizierungsmethoden kann die Fehlerquote signifikant reduziert und die Qualität der Arbeitsabläufe nachhaltig verbessert werden.
- Bei der Mehrzahl der aufgeführten Fehlervermeidungsmethoden ist jedoch unmittelbar ersichtlich, dass die entsprechenden Maßnahmen unter den Bedingungen der *„VUCA-Welt"* (volatil, unsicher, komplex, ambig) an ihre Grenzen stoßen – die organisatorische Vereinfachung eines faktisch komplexen Aufgabenphänomens ist zwangsläufig problematisch. Für die Lösung neuartiger Herausforderungen, die Entwicklung von komplexen Innovationen oder die dynamische Krisenbewältigung können einige dieser Maßnahmen sogar kontraproduktiv sein. Unter neuartigen, dynamischen und komplexen Arbeitsbedingungen sind die im nachfolgenden Abschnitt beschriebenen Maßnahmen daher hilfreicher.

4.2 Positive Fehlerkultur und konstruktives Fehlermanagement

In leistungsorientierten Lebensbereichen werden Fehler häufig als Makel betrachtet. Sie gehen oft mit individueller Schuldzuweisung und persönlicher Sanktionierung einher. Dies aber setzt einen starken Anreiz, Fehler zu vertuschen oder die Verantwortung bei anderen zu suchen. Die Etablierung einer *positiven* Fehlerkultur stellt dazu einen Gegenentwurf dar: Fehler werden als unvermeidbarer Bestandteil komplexer Systeme angesehen, deren Analyse und Reflexion zur kontinuierlichen Optimierung organisationaler Prozesse beiträgt (z. B. Schüttelkopf 2019).

Grundprinzipien einer positiven Fehlerkultur

Eine positive Fehlerkultur basiert auf der Erkenntnis, dass Fehler in neuartigen, dynamischen und komplexen Arbeitsfeldern nicht vollständig ausgeschlossen werden können. Und wenn solche Fehler schon nicht gänzlich vermieden werden können, stellt sich umso mehr die Frage, wie mit ihnen möglichst gewinnbringend umgegangen werden kann. Dabei gelten folgende Grundsätze:

- **Fehler als Lernquelle nutzen:** Fehler stellen wertvolle Informationen über die Unwirksamkeit bestimmter Handlungsweisen, Prozessabläufe oder Strategien dar. Durch Fehler kann das sogenannte negative Wissen erworben werden. Fehler sind demnach Erkenntnisquellen über irrtümliche Annahmen oder unvollständige Kausalmodelle. Somit bieten sie auch Chancen zur Optimierung und zum Wachstum. Fehler können nämlich als Gelegenheiten aufgefasst werden, hinzuzulernen und Sachverhalte fundamental oder auch kontinuierlich zu verbessern.
- **Mit Fehlern konstruktiv umgehen:** Die Identifikation von Fehlern sollte nicht in persönliche Schuldzuweisungen münden, die Menschen entmutigen und sie eher von der Sache abbringen. Stattdessen sollten Fehler unmittelbar Anlass für die Verbesserung von Strukturen und Prozessen geben, sodass die Aufgabe für alle Mitarbeitenden leichter wird. Im Vordergrund steht die Lösung des zugrunde liegenden Problems.
- **Offene Kommunikation fördern:** Die Schaffung von niedrigschwelligen Angeboten für eine transparente Fehlerkommunikation ohne Angst vor negativen Konsequenzen ist essenziell für die vollständige und schnelle Identifikation von Fehlern, sodass deren Folgen effektiv eingedämmt werden können und sie sich nicht reproduzieren.
- **Ursachen ganzheitlich analysieren:** Fehler werden nicht isoliert betrachtet, sondern systemisch analysiert, um zukünftige Fehlentscheidungen strukturell zu minimieren. Die Analyse von Ursachen und die Suche nach Verbesserungspotenzial werden möglichst auch gemeinsam im Arbeitsteam vorgenommen, sodass alle voneinander lernen können.
- **Innovationen schaffen:** Ein konstruktiver Umgang mit Fehlern kann die Kreativität und Innovationsfähigkeit einer Organisation steigern, indem neue, verbesserte Wege zur Problemlösung erprobt werden. Mitarbeitende können ermutigt werden, entsprechende Vorschläge zu unterbreiten.
- **Potenziale entfalten:** Individuelle Potenziale werden ausgeschöpft, gemeinschaftliche Stärken kultiviert und entsprechende Ressourcen aufgebaut, um Risiken und zukünftige Herausforderungen besser bewältigen zu können.

Elemente einer positiven Fehlerkultur

Die Implementierung einer positiven Fehlerkultur sollte auf mehreren Ebenen erfolgen: der Organisation, der Führung, des Teams und des Individuums.

Organisationale Maßnahmen
Eine Organisation sollte klare Rahmenbedingungen für den konstruktiven Umgang mit Fehlern schaffen. Dazu gehört z. B. …

- die allgemeine Sensibilisierung für die Thematik (z. B. psychoedukative Aufklärung)
- die Klärung rechtlicher Aspekte (z. B. bei Klagen oder Regressforderungen)
- die Rückendeckung seitens des Managements für die eigenen Mitarbeitenden
- die Verankerung der Lernwilligkeit und Innovationsfähigkeit im Leitbild
- die (sprachliche) Verbannung des personenbezogenen Schuldkonzepts
- die Planung eines Budgetpuffers für das Fehlermanagement

Auf dieser kulturellen Basis können sodann auch passende Maßnahmen des *Fehlermanagements* implementiert werden, wie z. B. …

- die Einrichtung von (anonymen) Fehlerberichtssystemen
- die Schaffung von einschlägigen Kommunikationsangeboten
- die Implementierung von Feedback-Instrumenten
- die Verfügbarmachung von organisationseinheitlichen Fehlerprotokollierungsmitteln
- Prozessvereinfachungen, Standardisierungen und Automatisierungen dort, wo es möglich und sinnvoll erscheint

Führung und Team
Auf der Ebene der Führungskraft und des Teams sollten Vorgesetzte …

- Vorbilder in der offenen und konstruktiven Fehlerkommunikation sein (eine positive Fehlerkultur kann nicht „von oben“ aufoktroyiert werden, sie muss glaubwürdig vorgelebt werden, um Schambarrieren bei den Mitarbeitenden abbauen und das Verantwortungsbewusstsein für die Sache stärken zu können).
- eigene und vermeintlich mitarbeiterverursachte Fehler nicht vorschnell als Zeichen der Inkompetenz oder mangelnder Professionalität werten, sondern unmittelbar prozessuale und strukturelle Verbesserungsmöglichkeiten ausloten
- eher intolerant gegenüber der Vertuschung von Fehlern sein
- insgesamt aber ein vertrauenswürdiges Klima etablieren
- offene Kommunikationsangebote in ihren Arbeitsteams schaffen
- zur gemeinsamen Problemlösung anregen

- vermeidbare Fehler eindämmen, um die Funktionstüchtigkeit ihres Verantwortungsbereichs nicht zu gefährden
- gleichzeitig jedoch Fehlern in bestimmten Aufgabenbereichen auch den nötigen Raum geben, um Neues erschaffen zu können
- einen transformationalen Führungsstil (keinesfalls einen autoritären Stil) pflegen

Individuelle Maßnahmen
Auf der Ebene des Individuums können Beschäftigte …

- ihre zumeist negativen Einstellungen und blockierenden Glaubenssätze gegenüber Fehlern auf den Prüfstand stellen
- in einschlägigen Trainings oder Coachings zu einer differenzierteren, lernoffeneren, konstruktiveren und lösungsorientierteren Perspektive angeregt werden
- ihre Ressourcen, Stärken und Kompetenzen in den Vordergrund rücken und diese systematisch kultivieren, um die Resilienz zu steigern und fehlerprovozierende Schwächen unwirksam werden zu lassen

Die dargelegten Interventionsmaßnahmen können selbstverständlich auch schichtübergreifend implementiert werden. Eine bewährte Maßnahme für diesen Zweck besteht z. B. darin, im üblichen Jour Fixe oder auch in gesonderten Teambesprechungen regelmäßig einige Minuten für das Thema „Fehler", „Lerngelegenheiten" oder „Verbesserungsmöglichkeiten" zu reservieren. Ein entsprechender Gesprächsleitfaden, der in diesem Rahmen niedrigschwellig eingesetzt werden kann, ist nachfolgend aufgeführt (Abb. 4.3).

Zwischenfazit

- Zur nachhaltigen Vermeidung von Fehlern empfiehlt sich der Aufbau einer positiven Fehlerkultur und eines darin eingebetteten konstruktiven Fehlermanagements.
- Dies muss kein langwieriges, abstraktes Unterfangen werden, es kann vielmehr unmittelbar mit konkreten Maßnahmen niedrigschwellig begonnen werden, wie z. B. mit der Verwendung entsprechender Gesprächsleitfäden für den wöchentlichen Jour Fixe, mit der Durchführung einschlägiger Workshops, mit der Platzierung einer anonymen Fehlermeldebox und der Reflexion von individuellen und organisationalen Stärken.

Gesprächsleitfaden - *Verbesserungsmöglichkeiten*

- Wie wir gemeinsam vereinbart haben, wollen wir in jeder Teamsitzung die Gelegenheit nutzen, Lernerfahrungen auszutauschen, die seit der letzten Teamsitzung gemacht wurden.
- Daher besteht nun in den nächsten zehn Minuten die Möglichkeit, solche Erfahrungen zu beschreiben, zu besprechen und ggf. Lösungen und Verbesserungsmöglichkeiten gemeinsam zu diskutieren. Sollte die geplante Zeit nicht ausreichen, erweitern wir den Zeitrahmen einfach.
- Wir wollen uns stetig verbessern, damit unsere tägliche Arbeit für jeden einzelnen angenehmer wird, die Arbeitsabläufe insgesamt verbessert werden und wir auf diese Weise letztlich alle entlastet werden. Dies steht natürlich auch im Dienste der Patienten/Kunden/Klienten/Bürger.
- Daher möchte ich alle Anwesenden auffordern, frei über Lernerfahrungen und Lösungs- und Verbesserungsmöglichkeiten zu berichten, die uns voranbringen können.
- Ich erinnere nochmals daran, dass wir uns dafür die Regel gegeben haben, dass niemand beschuldigt wird und niemand Sanktionen o. ä. zu befürchten hat. Im Gegenteil, ich ermutige Sie aktiv, Vorschläge zur Verbesserung unserer Arbeit zu äußern, auch wenn damit möglicherweise Peinlichkeiten verbunden sind.
- Ich mache nun gerne den Anfang: …
  - Lässt sich das Ereignis einem bestimmten Ort zuordnen?
  - Lässt sich das Ereignis einer bestimmten Zeit zuordnen?
  - Wie wurde das Ereignis bemerkt?
  - Wie lässt sich das Ereignis möglichst konkret beschreiben?
  - Welche Folgen hatte das Ereignis bzw. welche Folgen könnte es haben?
  - Durch welche Maßnahmen lassen sich die Folgen kompensieren?
  - Auf welche Ursachen geht das Ereignis vermutlich zurück?
    Welche situativen Umstände haben es begünstigt?
    Welche Verhaltensweisen haben es begünstigt?
  - Welche Maßnahmen können ergriffen werden, damit sich das Ereignis nicht wiederholt?
  - Was haben wir aus dem Ereignis für unser zukünftiges Handeln gelernt?
- Wer möchte die nächste Lernerfahrung schildern?
- Für Ereignisse, die heute aus welchen Gründen auch immer nicht genannt werden konnten, besteht die Möglichkeit, diese schriftlich zu beschreiben und die Beschreibung in unsere „Lern-Box“ zu werfen.

Abb. 4.3 Ein Gesprächsleitfaden für die praktische Implementierung eines konstruktiven Fehlermanagements unter den Rahmenbedingungen einer positiven Fehlerkultur. Der Gesprächsleitfaden kann in den ersten Minuten des wöchentlichen Jour Fixe im Arbeitsteam eingesetzt werden und sich auch auf „Beinahefehler“ beziehen

4.3 Strategien zur Reduktion motivationsbasierter Fehler

Die volle Entfaltung des individuellen Potenzials ist in einer zunehmend dynamischen und komplexen Arbeitswelt, in der unklar ist, mit welchen Anforderungen man zukünftig konfrontiert sein wird, ein entscheidender Faktor für die Fehlervermeidung – sowohl auf individueller als auch auf organisationaler Ebene. Gerade in der modernen Büroarbeit, die sich immer wieder durch völlig neuartige Anforderungen auszeichnet und herkömmliche Standardisierungsmethoden zur Fehlervermeidung unter diesen Bedingungen nicht erfolgreich angewendet werden können, rückt die gezielte Motivationsförderung in den Fokus, um Fehler zu reduzieren und gleichzeitig die Effizienz und Zufriedenheit der Mitarbeitenden zu steigern.

Fehlerminimierung ist nicht ausschließlich eine Frage von strukturierten Prozessen, sondern auch eine Frage der inneren Einstellung, der persönlichen Entwicklungsanreize und der individuellen Arbeitsmotivation. Wer mit Begeisterung an einer Aufgabe arbeitet, wer sich mit seinen Arbeitszielen identifiziert und wer über ausreichend Antrieb zur Weiterentwicklung verfügt, macht seltener Fehler als jemand, der durch Gleichgültigkeit, Zielkonflikte oder Erschöpfungszustände eingeschränkt ist.

Um dieses Potenzial gezielt zu fördern, sind verschiedene Maßnahmen notwendig, die sowohl auf individueller als auch auf organisationaler Ebene umgesetzt werden können (s. Abb. 4.4): 1) Motivkongruenz herstellen (nicht gegen die inneren Antriebe arbeiten müssen) und die Aufgabenwahl entsprechend vornehmen; 2) Mitsprache gewähren, z. B. im Rahmen von Zielvereinbarungen, des Job-Craftings oder des Intrapreneurships, und entsprechende Handlungsfreiheiten einräumen; 3) Motiv- und Zielkonflikte klären und entsprechende Prioritäten setzen; 4) Energetisieren durch die Nutzung von Regenerationsmöglichkeiten und die Berücksichtigung des Leistungshochs im Tagesverlauf; außerdem durch die Bereitstellung adäquater, d. h. fehlerreduzierender und nicht frustrierender Arbeitsmittel; 5) Einbezug einer inspirierenden und die Modelllernerfahrung fördernden Außenperspektive; 6) Bewertung von Ergebnissen am individuellen Maßstab und (Ver-)Schaffung entsprechender Feedbackmöglichkeiten. Die wichtigsten Methoden werden nachfolgend näher beschrieben.

Motivkongruenz herstellen: Arbeit im Einklang mit den eigenen Antrieben

Ein zentraler Faktor für eine fehlerarme Arbeitsweise besteht darin, Tätigkeiten nicht als fremdbestimmt oder widersprüchlich zu den eigenen Werten, Interessen

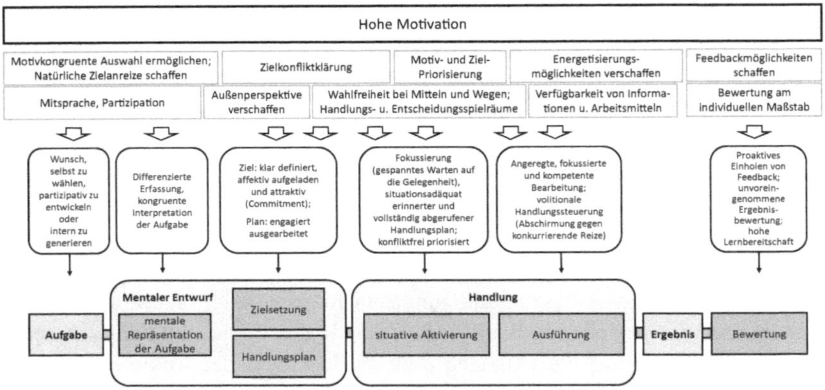

Abb. 4.4 Motivationsbezogene Methoden zur Fehlervermeidung (s. Bausteine in den oberen Zeilen) und ihre Wirkungen (s. untere Zeilen) (aus Sauerland 2024)

und Vorlieben zu erleben. Wenn Mitarbeitende Aufgaben übernehmen, die sie nicht nur als wichtig erachten, sondern diese auch ihren persönlichen Stärken und Präferenzen entsprechen, agieren sie mit einer höheren intrinsischen Motivation.

Die Möglichkeit, Aufgaben den eigenen Präferenzen und Talenten entsprechend zu wählen und auszugestalten, führt zu mehr Eigenverantwortung, einer höheren Identifikation mit der Tätigkeit und dem authentischen Wunsch, die Arbeitsergebnisse möglichst fehlerfrei zustande zu bringen.

Selbstbestimmung: Mitsprache und Entscheidungsfreiheit gewähren

Ein wirkungsvolles Mittel zur Herstellung von Motivkongruenz ist die aktive Einbindung der Mitarbeitenden in Entscheidungsprozesse. Organisationen sollten ihren Beschäftigten die Möglichkeit geben, im Rahmen von *Zielvereinbarungen* oder durch *flexible Arbeitsgestaltung* Einfluss auf ihre Tätigkeiten zu nehmen. Durch das Erleben von Autonomie im Sinne der Selbstbestimmungstheorie (Deci und Ryan 1985, s. Abschn. 3.3) ist die Basis für eine intrinsische Motivation der Beschäftigten gelegt.

Das Konzept des *Job-Craftings* bietet hierbei eine innovative Perspektive: Anstatt starr vorgegebene Aufgaben auszuführen, gestalten Mitarbeitende ihre Rolle aktiv mit, indem sie beispielsweise Abläufe optimieren, Arbeitsinhalte modifizieren oder eigenständig Projekte initiieren (z. B. Wrzesniewski, Berg und Dutton 2010).

In vielen modernen Unternehmen wird darüber hinaus das Konzept des *Intrapreneurships* gefördert, bei dem Mitarbeitende innerhalb ihrer Organisation unternehmerisch agieren können. Dadurch entsteht eine intrinsisch motivierte Arbeitsweise, die Innovationen begünstigt.

Soziale Eingebundenheit: Teil eines Teams sein

Auch die soziale Einbindung darf hinsichtlich der Steigerung der intrinsischen Motivation nicht vernachlässigt werden (vgl. Deci und Ryan 1985). Ein gesundes Arbeitsklima, kollegiale Unterstützung und anerkennendes Feedback können dazu beitragen, dass sich Mitarbeitende wertgeschätzt fühlen, motivierter sind und weniger Fehler machen.

Wer ausschließlich in den eigenen Denkmustern verharrt, läuft Gefahr, Fehlerquellen zu übersehen. Der regelmäßige Austausch mit Kolleginnen und Kollegen, Mentoren oder Experten kann inspirierende Impulse liefern und zu besseren Entscheidungen führen. Eine Methode, um diesem Bedürfnis gerecht zu werden ist das *Sparringspartner-Prinzip,* also der wechselseitige Austausch und die gemeinsame Reflexion über Arbeitsaufgaben in Tandem-Teams.

Selbstwirksamkeit: Kompetenzen weiterentwickeln

Herausfordernde Aufgaben, regelmäßige Weiterbildungen und attraktive Karriereperspektiven tragen dazu bei, dass Mitarbeitende ihre Kompetenzen aufbauen und ihr Selbstwirksamkeitserleben stärken können.

Zielkonflikte klären: Ablenkung und Unsicherheit vermeiden

Unklare Prioritäten oder innere Zielkonflikte können negative Auswirkungen auf die Fehlerquote haben. Wer sich zwischen widersprüchlichen Wünschen oder Anforderungen bewegt, tendiert dazu, unsicher zu agieren, Aufgaben aufzuschieben oder sich leicht ablenken zu lassen.

Ein klassisches Beispiel ist der Konflikt zwischen schnellem und präzisem Arbeiten oder auch zwischen operativen Aufgaben (z. B. E-Mail-Kommunikation, ad-hoc-Anfragen) und strategischen Tätigkeiten (z. B. Projektentwicklung, Marktanalysen). Ohne eine klare Priorisierung wird der Fokus häufig auf kurzfristig dringende, aber nicht unbedingt wichtige Aufgaben gelegt, wodurch langfristige Ziele in den Hintergrund geraten.

Hier sind Zielvereinbarungen und regelmäßige Feedbackgespräche essenziell, um Klarheit über Ziele, Motive und deren Prioritäten zu schaffen und Mitarbeitenden auf diese Weise zu helfen, ihre kognitiven Ressourcen auf die relevanten Aufgaben zu bündeln. Auch innere Dialoge können hilfreich sein, um die eigenen Motivprioritäten für sich zu klären.

Priorisierung und Fokussierung: Kognitive Ressourcen gezielt einsetzen
Multitasking und ständige Unterbrechungen sind in der modernen Büroarbeit allgegenwärtig – sie sind jedoch auch eine der wesentlichen Ursachen für Fehler. Um sich voll und ganz auf eine Aufgabe einlassen zu können, ist eine klare Priorisierung der Tätigkeiten erforderlich.

Effektive Methoden zur Fokussierung sind (z. B. nach Seiwert 2007):

- *Eisenhower-Matrix:* Aufgaben in „dringend“ und „wichtig“ kategorisieren und Prioritäten bewusst setzen.
- *Time-Blocking:* Zeitfenster für konzentrierte Arbeit reservieren und diese von Kommunikations- oder Meetingzeiten abgrenzen.
- *Pomodoro-Technik:* Strukturierte Arbeitsphasen mit kurzen Pausen kombinieren, um Konzentrationsverluste zu vermeiden.

Zwischenfazit

- Ein hoher Motivationsgrad steigert die Leistung, auch die Qualität der Leistung. Bei geringer Motivation werden hingegen mehr Fehler gemacht.
- Mitarbeitende, die gemäß ihren Motiven, Präferenzen und Interessen handeln, agieren auch in neuartigen, dynamischen und komplexen Aufgabenfeldern in fehlervermeidender Weise.
- Personen können ihre Motive durch diverse Techniken ausfindig machen (z. B. durch die Analyse von Vorbildern) und die Arbeitsaufgaben sodann motivkongruent auswählen oder ausgestalten.
- Auf organisationaler Ebene kann die Motivation der Mitarbeitenden durch diverse Maßnahmen unterstützt und gefördert werden, wie z. B. durch Zielvereinbarungen, Job Crafting oder Intrapreneurship. Auch das Sparringspartner-Prinzip kann umgesetzt werden. Anerkennendes und wertschätzendes Feedback durch ein glaubhaftes Lob für geleistete Arbeit kann ebenfalls motivieren.
- Ziel- und Motivkonflikte führen zu leichter Ablenkbarkeit, zum Abdriften in Tagträume, zur willkommenen Wahrnehmung von Unterbrechungen, zu einer Absorption von kognitiven Ressourcen, zu unsicherem Verhalten und zu einer empfundenen Mehrbelastung.
- Ziel- und Motivkonflikte begünstigen auf diese Weise die Fehlerentstehung.
- Ziel- und Motivkonflikte lassen sich durch verschiedene Techniken klären oder lösen: Dazu gehört auch die Priorisierung von Aufgaben, z. B. im Rahmen von Zielvereinbarungsgesprächen.

Regeneration und Pausenmanagement

Müdigkeit und Erschöpfung können die kognitive Leistungsfähigkeit erheblich reduzieren und die Wahrscheinlichkeit für Fehlentscheidungen und Flüchtigkeitsfehler drastisch erhöhen.

Unternehmen sollten daher gezielt Regenerationsmöglichkeiten schaffen, etwa durch:

- Flexible Pausenregelungen
- Ruhezonen (Silent Rooms, Rückzugsräume)
- Betriebliche Gesundheitsförderung (z. B. Sport- und Ausgleichsprogramme)

Müdigkeit trägt auf vielfältige Weise zur Fehlerentstehung bei. Sie schränkt die kognitive Leistungsfähigkeit ein; sie ist aber auch ein wahrer Motivationskiller. Um überhaupt von einem hohen Motivationsgrad bei der Fehlervermeidung profitieren zu können, darf die physiologische bzw. energetische Voraussetzung dafür nicht durch Müdigkeit unterwandert sein.

Ein erholsamer Nachtschlaf ist die grundlegende Voraussetzung für hohe Konzentrationsfähigkeit, schnelle Reaktionszeiten und mentale Belastbarkeit.

Praktische Tipps für eine bessere Schlafqualität:

- *Regelmäßige Schlafzeiten etablieren:* Ein fester Rhythmus stabilisiert die innere Uhr und fördert eine bessere Schlafqualität.
- *Digitale Entlastung vor dem Schlafengehen:* Die Reduktion von Bildschirmzeit und blauem Licht in den Abendstunden hilft, schneller einzuschlafen.
- *Schlafumgebung optimieren:* Dunkle, ruhige und kühle Räume begünstigen einen erholsamen Schlaf.
- *Einschlafrituale:* Manchen Menschen hilft es beispielsweise, kurz vor dem Schlafengehen ein Buch zu lesen.

Auch flexible Arbeitszeiten oder Homeoffice-Regelungen können helfen, dem individuellen Biorhythmus besser gerecht zu werden.

Die menschliche Leistungsfähigkeit unterliegt auch im Tagesverlauf starken Schwankungen. Untersuchungen zeigen, dass die meisten Menschen ihr geistiges Hoch in den Vormittagsstunden zwischen 9 und 12 Uhr erreichen, während die Konzentrationsfähigkeit nach dem Mittagessen deutlich abfällt (Graf 1934; Seiwert 2007).

Strategien für eine leistungsoptimierte Aufgabenverteilung:

- *Anspruchsvolle und komplexe Aufgaben in die geistige Hochphase legen:* Die wichtigsten Aufgaben des Tages sollten, wenn möglich, am Vormittag bearbeitet werden.
- *Routine- und Standardaufgaben für die Leistungstiefs reservieren:* Tätigkeiten oder Meetings mit geringer kognitiver Belastung können am Nachmittag stattfinden.
- *Dynamisches Zeitmanagement einführen:* Organisationen sollten ihren Mitarbeitenden ein hohes Maß an Flexibilität bei der Arbeitsgestaltung einräumen, sodass auch individuelle Unterschiede bezüglich der Leistungshochs und -tiefs optimal genutzt werden können.

Studien zeigen auch, dass ein kurzes Powernapping von 10–20 Minuten im Mittagstief die Konzentrationsfähigkeit danach erheblich steigern kann. Powernaps sind eine der effektivsten Methoden, um müdigkeitsbedingten Fehlern entgegenzuwirken. Ein kurzes Nickerchen kann die kognitive Leistung und Kreativität signifikant steigern, ohne zu einem „Schlafkater" zu führen (Krajewski et al. 2009, 2010).

Immer mehr Unternehmen, insbesondere in kreativen oder wissensintensiven Branchen, bieten deshalb „Silent Rooms" oder Regenerationsräume an, in die sich Mitarbeitende kurz zurückziehen können. Diese Investition kann dazu beitragen, Fehlerquoten zu reduzieren und die allgemeine Produktivität zu steigern.

In einigen Situationen kann es auch hilfreich sein, sich auf diese Art kurz von der Aufgabenbearbeitung zu distanzieren und sich der Aufgabe danach mit „frischem Blick" wieder zu widmen. Bekanntlich können Fehler auch vermieden werden, wenn Personen „eine Nacht über eine Aufgabe oder Entscheidung schlafen" können.

Zwischenfazit

- Müdigkeit stellt eine bedeutende Fehlerursache dar.
- Mitarbeitende haben auf mindestens drei Ebenen Einfluss darauf, müdigkeitsbedingten Fehlern präventiv zu begegnen:
  (1) *Vorkehrungen für ausreichenden Nachtschlaf treffen*
  (2) *Komplexe Aufgaben im Leistungshoch bearbeiten*
  (3) *Powernapping in den Mittagsstunden durchführen*
- Organisationale Unterstützungsmöglichkeiten bestehen z. B. darin, einen Silent Room im Unternehmen einzurichten oder Aufgaben abwechslungsreich zu gestalten.

4.4 Kognitive Strategien zur Fehlerreduktion

In dem Kapitel über die Ursachen von Fehlern wurde recht ausführlich auf ein kognitives Modell der Fehlerentstehung eingegangen. Jeweils auf den Ebenen der *fertigkeitsbasierten, regelbasierten* und *wissensbasierten* Handlungssteuerungsebene lassen sich demnach typische Fehler verorten. Auf die Vermeidung fertigkeitsbasierter Fehler sind wir bereits eingegangen, denn diese lassen sich am besten durch Standardisierungs- und Strukturierungsmaßnahmen bekämpfen (vgl. z. B. Checklisten, Erinnerungsstützen). Für die regelbasierte und wissensbasierte Ebene sollen nun noch einige Vorschläge zur Vermeidung entsprechender Fehlertypen ergänzt werden.

Maßnahmen gegen regel- und wissensbasierte Fehler

Strategien zur Reduktion regelbasierter Fehler

Regelbasierte Fehler entstehen häufig, wenn Mitarbeitende Standardverfahren unreflektiert anwenden, ohne den spezifischen Kontext zu berücksichtigen. Beispielsweise kann die starre Befolgung von Protokollen in einem dynamischen Umfeld dazu führen, dass Mitarbeitende nicht angemessen auf Ausnahmen reagieren oder auch effizientere Lösungswege übersehen.

Neben organisatorischen Anpassungen kann auch technologische Unterstützung dazu beitragen, regelbasierte Fehler zu minimieren. In modernen Bürosoftwarelösungen können automatisierte Hinweise implementiert werden, die Mitarbeitende darauf aufmerksam machen, wenn Ausnahmebedingungen in Betracht gezogen werden sollten oder eine flexiblere Regelanwendung möglich ist. Beispielsweise könnten Buchhaltungsprogramme eine Warnung ausgeben, wenn eine Rechnung außerhalb eines bestimmten Zahlungsrahmens liegt, gleichzeitig aber eine Option zur begründeten Ausnahme gewähren. Weiteres Potenzial bieten adaptive Systeme, die Regeln kontinuierlich an veränderte Bedingungen anpassen. So könnten IT-Systeme lernen, welche Ausnahmen in der Vergangenheit genehmigt wurden, und auf dieser Basis zukünftige Entscheidungen unterstützen.

Parallel dazu sollte eine Organisationskultur etabliert werden, die Mitarbeitende ermutigt, problematische Regelanwendungen kritisch zu hinterfragen und Verbesserungsvorschläge einzubringen. Umsetzbare Vorschläge für effizientere Handlungsregeln könnten als Anreiz entsprechend vergütet werden.

Das metakognitive Wissen darüber, dass bei Veränderungen etablierter Verfahrensweisen oft Fehler unterlaufen bzw. dass in einem Aufgabenfeld mit Ausnahmen zu rechnen ist, sollte ebenfalls verfügbar gemacht werden.

Strategien zur Reduktion wissensbasierter Fehler

Wissensbasierte Fehler entstehen vor allem dann, wenn Fachkräfte aufgrund unzureichender oder irreführender Informationen falsche Entscheidungen treffen. Sie sind besonders tückisch, da die betroffenen Personen sich ihrer Wissenslücken oft nicht bewusst sind. In einem dynamischen Arbeitsumfeld, in dem sich Anforderungen, Technologien und regulatorische Rahmenbedingungen kontinuierlich weiterentwickeln, kann veraltetes oder unvollständiges Wissen zu schwerwiegenden Fehlentscheidungen führen.

Um solche Fehler zu minimieren, ist es notwendig, gezielt in Wissensmanagement, Weiterbildung und technologische Unterstützung zu investieren. Eine strategische Herangehensweise umfasst dabei drei wesentliche Säulen:

(1) *Die kontinuierliche Verbesserung der Wissensbasis,* die sicherstellt, dass entscheidungsrelevantes Wissen nicht verloren geht. Gerade in Organisationen mit hoher Fluktuation besteht die Gefahr, dass wertvolles Erfahrungswissen mit dem Ausscheiden einer Fachkraft verloren geht. Eine systematische Dokumentation von Best Practices, funktionierenden Prozessen und spezifischen Fachkenntnissen kann hier Abhilfe schaffen. Beispielsweise könnte ein zentrales Wiki oder ein internes Lernmanagementsystem aufgebaut werden, in dem Mitarbeitende schnell relevante Informationen nachschlagen können. Mentorensysteme können darüber hinaus dabei behilflich sein, implizites Erfahrungswissen an neue Mitarbeitende weiterzugeben.

(2) *Der gezielte Einsatz von Experten, Entscheidungshilfen und Technologien,* wie z. B. von künstlicher Intelligenz und datenbasierten Analysesystemen, die automatisch erkennen können, wenn ein Mitarbeiter eine veraltete Vertragsvorlage verwendet, eine unangepasste Buchung erzeugt oder inkonsistente Einträge vornimmt. Der Aufbau eines Netzwerks aus Experten ist zum Zweck der Verfügbarmachung aktuellen Wissens ebenfalls hilfreich.

(3) *Die Förderung von kontinuierlicher Weiterbildung und die Implementierung der lernenden Organisation,* wie wir sie in Abschn. 4.2 bereits beschrieben haben.

Zu den kognitiv-orientierten Maßnahmen der Fehlervermeidung gehört auch die mentale Simulation. Es liegt nahe, dass sich durch das Hineindenken in konkrete Zukunftsszenarien – was passiert nach einer Handlung oder Entscheidung voraussichtlich in der nächsten Minute, in der nächsten Stunde, am nächsten Tag, in der nächsten Woche, im nächsten Monat? etc. – potenzielle Fehlerquellen systematisch identifizieren lassen. Dabei darf man keinesfalls bei abstrakten Handlungsskripten oder -plänen stehenbleiben (diese begünstigen Fehler eher, weil situative Besonderheiten oft nicht bedacht werden); erforderlich ist stattdessen die Entwicklung vitaler Detailvorstellungen darüber, welche Handlungen in raumzeitlichen Koordinaten konkret vollzogen werden und welche Folgen sich daraus ergeben. Methoden, durch welche diese Art der mentalen Simulation gefördert werden kann, werden nachfolgend beschrieben.

Mentale Simulation

Die mentale Simulation von Zukunftsszenarien ist eine effektive Methode zur Fehlerprävention, insbesondere in dynamischen, komplexen oder neuartigen Situationen, in denen erfahrungsbasierte Risikodaten fehlen. In der modernen Büroarbeit, die zunehmend von agilen Arbeitsmethoden, schnellen Entscheidungsprozessen und einer sich stetig wandelnden Technologielandschaft geprägt ist, kann die Fähigkeit, potenzielle Fehler im Voraus zu antizipieren, maßgeblich zur Qualitätssicherung und Effizienzsteigerung beitragen.

Mentale Simulation bedeutet, sich eine zukünftige Situation gedanklich vorzustellen und mögliche Abläufe, Hindernisse und Fehlerquellen im Voraus zu identifizieren. Diese Technik hilft Mitarbeitenden, Risiken bewusster wahrzunehmen, Reaktionsmöglichkeiten auszuloten und dadurch Fehler zu vermeiden.

Es gibt zahlreiche bewährte Methoden, mit denen mentale Simulationen in den Arbeitsalltag integriert werden können:

1. **Kritische Leitfragen und Gegenthesen:** Durch gezielte Fragestellungen, wie z. B. „Woran könnte dieses Projekt scheitern?", werden potenzielle Fehlerquellen sichtbar gemacht. Ein häufiger Fallstrick besteht darin, dass Fehler oft unerwartet auftreten. Daher ist ein proaktives, risikounabhängiges Ritual erforderlich, um auch unter solchen Bedingungen potenzielle Fehlerquellen entdecken zu können. Eine streng prüfende Standardfrage vor der Aufgabenbearbeitung könnte lauten: „Das, was ich vorhabe, ist falsch! Warum?" oder auch „Wann und wo wird der erste/der nächste Fehler auftreten?"
2. **Time-out-Reflexionen vor fehlerkritischen Aufgaben:** Eine kurze, bewusste Unterbrechung vor einer komplexen Aufgabe kann helfen, sich auf Risiken und Herausforderungen zu konzentrieren und nochmals ohne Zeitdruck proaktiv und gewissenhaft die Zielsetzung, die geplante Vorgehensweise, den Arbeitsmaterialeinsatz und mögliche Fehlerquellen zu prüfen.
3. **Nutzung von Augmented- oder Virtual-Reality-Anwendungen:** In simulationsgestützten Trainings lassen sich Prozesse virtuell durchspielen, um Optimierungspotenziale und Schwachstellen zu identifizieren.
4. **Probehandeln durch Testläufe oder Pilotprojekte:** Durch Probeläufe, beispielsweise in Form von Workshops oder Pilotphasen, können Fehler erkannt

und korrigiert werden, bevor es zu Fehlentscheidungen von großer Tragweite kommt. Trainings, Praktika, Hospitationen oder Probezeiten stellen ebenfalls Formen des Probehandelns dar – es handelt sich um sinnvolle Instrumente, welche Fehler mit langfristigen Folgen (z. B. bei der Berufswahl) verhindern können, weil man sich besser erschließen kann, wie sich die Situation unter „realen“ Bedingungen darstellen würde. Ein Beispiel ist die Einführung eines neuen Dokumentenmanagement-Systems, das zunächst in einer kleinen Abteilung getestet wird. Durch das frühzeitige Erkennen von Schwachstellen kann das System optimiert werden, bevor es flächendeckend implementiert wird.

5. **Aktivierung privater Audienzen bzw. des inneren Kritikers:** Schon früh in der Kindheit lernen wir, dass das, was wir tun, von anderen, also z. B. von unseren Eltern, bewertet und ggf. entsprechend belohnt oder bestraft wird. Dies beeinflusst oft unmittelbar unsere Entscheidung für oder gegen die Ausführung der entsprechenden Handlungen. Auf diese Weise bilden sich sogenannte „Private Audiences“ heraus. Das bedeutet, viele Tätigkeiten, die wir planen, werden von der Überlegung begleitet, wie andere Personen, die von den Handlungen in irgendeiner Weise betroffen wären, diese wohl bewerten würden. Mitarbeitende können sich dies bewusst zunutze machen und gezielt die Perspektive von (kritischen) Kunden, Vorgesetzten oder externen Prüfern übernehmen und ihre Entscheidungen und Arbeitsleistungen aus einer externen Sicht hinterfragen.
6. **Einbezug öffentlicher Audienzen (Multiperspektivität):** Ein offener Austausch mit Kolleginnen und Kollegen aus anderen Fachbereichen kann dazu beitragen, blinde Flecken und Fehlannahmen zu korrigieren – viele Augen sehen mehr. Die Einbeziehung vieler Perspektiven erhöht die Wahrscheinlichkeit, dass irgendjemand unter den Vielen potenzielle Fehler und Gefahren erkennt. Erfahrungsgemäß ist auch schon die Arbeit in Tandems bei der Entdeckung potenzieller Fehlerquellen hilfreich; denn auch die Einbeziehung *einzelner* anderer Personen verschafft schon eine Außenperspektive, die einen rationalen Diskurs über die richtigen Wege und Mittel zur Zielerreichung anzustoßen vermag. Wer einen hochmotivierten „Sparringspartner“ zur Verfügung stehen hat, mit dem man sich ständig beraten und alle anstehenden Herausforderungen diskutieren kann, wird individuelle Fehler, die z. B. durch Übersehen oder Vergessen verursacht sind, eher vermeiden können.
7. **Installation eines „Advocatus Diaboli“:** Eine Person im Team wird gezielt mit der Aufgabe betraut, kritische Fragen zu stellen und Schwachstellen im Entscheidungsprozess aufzudecken. Sobald der Advocatus Diaboli selbst nichts Substanzielles mehr gegen ein Vorhaben einzuwenden hat, kann konsequent

und höchstwahrscheinlich auch fehlerfrei gehandelt werden (vgl. Schulz-Hardt et al. 2002)

8. **Fallbasiertes Lernen am Modell:** Die Analyse hypothetischer oder realer Fehlerfälle aus der Vergangenheit ermöglicht es, zukünftige Fehler zu vermeiden. Das Lernen am Modell stellt eine äußerst wirkungsvolle Strategie zur Fehlervermeidung dar. Menschen fällt es oft schwer, abstrakte Risikodaten oder statistische Informationen richtig zu interpretieren und daraus sinnvolle Handlungsweisen abzuleiten. Stattdessen reagieren sie deutlich besser auf konkrete Fallbeispiele, die reale oder hypothetische Szenarien veranschaulichen. Da der menschliche Verstand Informationen primär in einem sozialen Kontext verarbeitet, können Lernprozesse besonders effektiv durch die Analyse von Fallstudien angeregt werden. Durch die Auseinandersetzung mit vergangenen oder fiktiven Misserfolgssituationen lassen sich erfolgversprechendere Handlungsstrategien ableiten, ohne dass diese durch eigene Fehler hätten erlernt werden müssen. Auf diese Weise können Fehlermanagementkompetenzen gezielt, systematisch und auf leicht verständliche Weise aufgebaut werden.

Ein anschauliches Beispiel für die Wirksamkeit dieses Ansatzes liefert Thomas Sommerrock, Polizeidirektor in Landau in der Pfalz. Er beschreibt seine Methode des modellbasierten Lernens folgendermaßen:

> „Eine meiner Maximen ist es, einmal im Jahr auf eine Fortbildung zu gehen und mir Einsätze, die woanders passiert sind, in der Nachschau anzuhören, wie z. B. Amokläufe oder Zugriffe, die tödlich ausgingen. Dabei erfährt man, in welchen Dilemmata sich andere Personen befanden; und man selbst kann sich parallel dazu immer wieder fragen: Wie hätte ich mich entschieden? Was hätte ich getan? Dadurch erhöht sich auch die eigene Entscheidungskompetenz. Wenn man nämlich wirklich mal in eine vergleichbare Situation käme, wäre man unterbewusst bereits darauf vorbereitet. Dies führt zu einer Art Vorklärung der Situation. Man lernt die Entscheidungswege von anderen in schwierigen Einsätzen kennen. Auch solche Informationen fließen sicherlich ins Unterbewusstsein ein und beschleunigen eigene Entscheidungen."

Dieser Ansatz lässt sich durchaus auf den Büroalltag übertragen (s. Abb. 4.5).

Die Integration von modellbasiertem Lernen in den Büroalltag fördert nicht nur die Fehlerprävention, sondern trägt auch dazu bei, Mitarbeitende nachhaltig zu sensibilisieren. Indem sie sich intensiv mit realen oder hypothetischen Problemstellungen auseinandersetzen, verinnerlichen sie wirksame Lösungsstrategien und erweitern kontinuierlich ihr situatives Urteilsvermögen. Dies stärkt nicht nur die individuelle Handlungssicherheit, sondern auch die kollektive Resilienz einer Organisation.

Schritt	Vorgehen
1	Identifikation von Personen, denen Fehler unterlaufen sind bzw. denen detaillierte Kenntnisse über häufige oder kritische Fehler vorliegen.
2	Durchführung von Interviews mit diesen Personen, um die entsprechenden Einflussfaktoren detailliert zu erfassen.
3	Erstellung von entsprechenden Fallbeschreibungen.
4	Zusammenstellung von kleinen Teilnehmergruppen, die ihre eigene Fehlermanagementkompetenz verbessern wollen.
5	Konfrontation mit den Fallbeschreibungen – zunächst einzeln, später gemeinsam in der Gruppe. Bearbeitung der Fallbeschreibungen anhand verschiedener Leitfragen: - wäre mir der Fehler auch passiert? - welche Faktoren haben zu dem Fehler geführt? - wie kann der Fehler optimal bewältigt werden? - wie kann der Fehler zukünftig verhindert werden?
6	Evaluation: Die Teilnehmenden prüfen, ob sie imstande sind, in den fehleraffinen Situationen kompetenter zu agieren.

Abb. 4.5 Sechsstufiges Modell zum systematischen Aufbau von individuellen Fehlermanagementkompetenzen durch fallbasiertes Lernen am Modell

Zwischenfazit

- Die mentale Simulation von Zukunftsszenarien hilft dabei, potenzielle Fehler zu erkennen und zu vermeiden.
- In dynamischen, komplexen oder neuartigen Situationen ohne erfahrungsbasierte Risikodaten ist die mentale Simulation ein geeignetes Verfahren, um potenzielle Fehler in der Zukunft ausfindig zu machen.
- Es gibt zahlreiche methodische Varianten, mit denen die (mentale) Simulation von Zukunftsszenarien auf inspirierende, spielerische und motivierende Weise (d. h. ohne übertriebenen Negativfokus und ohne Unterwanderung des Chancendenkens) angeregt werden kann:
  (1) mit kritischen *Leitfragen* und *Gegenthesen*
  (2) durch die *Time-out-Reflexion* vor einer komplexen Aufgabe
  (3) durch die Nutzung von *Augmented-* oder *Virtual-Reality* Anwendungen
  (4) durch *Probehandeln,* z. B. in Rahmen von *Test- oder Pilotprojekten*

(5) durch die Aktivierung *privater Audienzen* bzw. des *inneren Kritikers*
(6) durch die Einberufung *realer öffentlicher Audienzen (Multiperspektivität)*
(7) durch die Installation eines kritischen *Advocatus Diaboli*
(8) durch das *fallbasierte Lernen am realen oder hypothetischen Modell*

4.5 Konkrete Methoden zur Vermeidung spezifischer Fehler

Nachdem wir im vorangegangenen Kapitel ein Arsenal von Strategien, Methoden und Instrumenten vorgestellt haben, mit deren Hilfe die häufigsten Fehlerursachen in verschiedenen Aufgabenfeldern allgemein reduziert werden können, wollen wir im abschließenden Kapitel konkrete Methoden für die Vermeidung von speziellen Fehlern in spezifischen Aufgabenfeldern zusammenstellen.

Unsere eigenen Studien zeigen, dass bestimmte Methoden von Mitarbeitenden und Führungskräften als besonders effektiv eingeschätzt werden, um bestimmte Fehler zu reduzieren. Eine Untersuchung mit 30 Angestellten ergab beispielsweise folgende mittlere Bewertungen auf einer fünfstufigen Skala:

- Etablierung stiller Arbeitszeiten bei Aufgaben, die Konzentration erfordern: M = 4,26
- Implementierung des Vier-Augen-Prinzips bei fehlerträchtigen Aufgaben: M = 4,10
- Erhöhung des Zeitbudgets bei komplexen Entscheidungen: M = 3,94
- Optimierung organisatorischer Prozesse durch klare Zuständigkeiten: M = 3,42
- Zeitmanagement-Trainings zur Verbesserung der Arbeitsorganisation: M = 3,39
- Bessere Einarbeitungsverfahren für neue Mitarbeitende: M = 3,10

Im Vergleich dazu wurden Maßnahmen, wie z. B. „striktere Kontrollen durch die Führungskraft“ mit einem Mittelwert von M = 2,74 als deutlich weniger effektiv bewertet.

Im nächsten Schritt haben wir 110 Verwaltungsmitarbeitende gefragt, bei welchem *Fehler* (vgl. die häufigsten Fehler in Abschn. 2.2) welche *Methode zur Fehlervermeidung* am besten geholfen hätte (s. Tab. 4.1).

Die tatsächliche Wirksamkeit ausgewählter Fehlervermeidungsmethoden (s. rechte Spalte der Tab. 4.1) haben wir in mehreren abschließenden Studien experimentell belegen können. Beispielsweise konnte die fehleraffine Erstellung von Gehaltsabrechnungen durch die Einführung einer Checkliste in einer Verwaltungseinheit signifikant gesenkt werden.

Tab. 4.1 Gegenüberstellung real geschehener bzw. häufig auftretender Fehler in der linken Spalte und der Fehlermanagementmaßnahmen, die am besten geholfen hätten, den Fehler zu verhindern, in der rechten Spalte

Typische Fehler	Lösungen
Eingabefehler: • Tippfehler • Zahlendreher • falsches Vorzeichen *(z. B. Erstattung statt Forderung)*	• systematisches Pausenmanagement • Vorlagen verwenden, die auf Rechtschreibfehler geprüft wurden • Vier-Augen-Prinzip • Wichtiges im Leistungshoch bearbeiten • rigorose KI-Checks (technische Plausibilitätsprüfung; Pflichtfeldfunktionen etc.) • Trennung von Kundenkontakt und Fallbearbeitung oder unterbrechungsfreie Bearbeitungszeiten
Verarbeitungsfehler: • Copy & Paste-Fehler • fehlerhafte Satzstrukturen • doppelte Verneinungen • Rechenfehler	• KI-gestützter Check (automatische Textüberarbeitung; Texte elektronisch vorlesen lassen) • Vier-Augen Prinzip • Wichtige Dokumente ausdrucken und prüfen
Kommunikationsfehler: • vergessener Anhang • fehlerhafte Adressierungen • Missverständnisse	• Reihenfolge ändern: erst E-Mail-Anlage anhängen, dann im Text beschreiben, was im Anhang zu finden ist • technische Warnung für vergessenen Anhang standardmäßig installieren • Time-Out Reflexion • themenspezifische Besprechungen • verbale Wiederholung von Aufträgen • Teambuilding
Organisatorische Fehler: • falsche Zuordnung von Akten oder Daten • Ablagefehler • fehlende oder falsche Weitergabe von Unterlagen • Termin- und Fristversäumnisse	• örtliche Trennung ähnlicher Materialien • auffällige Markierungen • Augmented-Reality Apps • Checklisten und Workflow Charts • automatische Wiedervorlage bzw. digitale Erinnerungstools konsequent nutzen
Technische Fehler: • Datenverlust durch nicht gespeicherte Dokumente • nicht gesperrte Bildschirme • Vergessen von Passwörtern	• automatische Speicherung aktivieren • fixe Intervalle für externe Backup-Speicherung • Entscheidungsfragen beim Schließen • Trennwände • präzise Antworten auf Sicherheitsfragen
Prozessuale Fehler: • Fehlbesetzungen im Personalbereich • unzureichende Projektplanung • unbedachte Folgewirkungen von Entscheidungen • falsche Rechtsanwendung *(Bewilligung ohne Anspruch, Unkenntnis Gesetzesänderung)*	• Mehr-Augen Prinzip, rigorose Probezeitevaluation • Sparringspartner • Advocatus Diaboli • Lernen am Modell (Critical Incident) • Testdurchläufe/Simulationen • Einplanung eines „Überbudgets" zur Fehlerkompensation • stärkenorientierte Aufgabendelegation • praxisnahe Fortbildung • klare Zuständigkeiten bei der Einarbeitung • Experten-Ansprechpartner

Zwischenfazit

- Für die in Abschn. 2.2 genannten häufigsten Fehler bei der Büroarbeit lassen sich konkrete Methoden anwenden, um diesen präventiv zu begegnen.
- Beispielsweise lässt sich der Fehler, einen E-Mail-Anhang zu vergessen, signifikant reduzieren, wenn man (1) die automatische Warnfunktion standardmäßig aktiviert und wenn (2) routinemäßig zuerst die E-Mail-Anlage in den Anhang gestellt wird und daraufhin erst beschrieben wird, was die Adressaten im Anhang vorfinden.

5 Zusammenfassung

Wir haben in diesem Buch folgende Fragen aufgeworfen:

- Was sind Fehler?
- Welche Fehler treten im Arbeitsalltag auf?
- Warum machen Menschen Fehler?
- Wie lassen sich Fehler vermeiden?

Wie lassen sich diese Fragen nun abschließend beantworten?

- Wir haben einschlägige Fehlleistungen in administrativen Tätigkeitsfeldern (definiert als Abweichungen zwischen Ist- und Sollwert) dokumentiert *(z. B. Zahlendreher, Fehladressierungen, unbeabsichtigte Datenlöschung, Falschauskünfte, Fehlbesetzungen)*, diese kategorisiert und deren Ursachen identifiziert. Darunter befinden sich kognitive Ursachen wie die Ablenkung der Aufmerksamkeit durch Unterbrechungen, die letztlich aber auch durch organisationale Faktoren zustande kommen können, wie z. B. durch Zeitdruck, Personalmangel oder eine defizitäre Einarbeitung. Darüber hinaus können Fehler aber auch durch motivationale Ursachen wie Motiv- und Zielkonflikte oder Müdigkeit zustande kommen.
- Zahlreiche Strategien, Methoden und Instrumente stehen für den konstruktiven Umgang mit Fehlern auf verschiedenen organisationalen Ebenen zur Verfügung. Beispielsweise empfiehlt es sich, sowohl eine positive Fehlerkultur in einer Organisation zu implementieren, als auch die Arbeitsmittel und -prozesse an die Bedürfnisse und Fähigkeiten der Menschen anzupassen. Doch auch die

M. Sauerland, S. Lehmann, *Strategien, Methoden und Instrumente zur Fehlervermeidung*, essentials, https://doi.org/10.1007/978-3-662-72599-3_5

Beschäftigten selbst können verschiedene Methoden einsetzen, um Fehler zu vermeiden. Dazu zählen insbesondere Methoden zur Lösung von Motivkonflikten, der mentalen Simulation und zur Vermeidung von Müdigkeitszuständen.

- Unsere Untersuchungen in verschiedenen Organisationen brachten darüber hinaus konkrete Vorschläge zur effektiven Fehlervermeidung in ganz bestimmten Aufgabenbereichen hervor *(z. B. das Vier-Augen-Prinzip, die Einrichtung unterbrechungsfreier Bürozeiten, das KI-basierte Vorlesen von Texten oder die Verwendung von geprüften Vorlagen zur Vermeidung von Tippfehlern).*
- Die maximale Potenzialentfaltung der Beschäftigten stellt in einer unsicheren Welt einen Resilienzfaktor dar, der sowohl Individuen wie auch Organisationen nachhaltig vor Fehlern schützen kann.

Was Sie aus diesem *essential* mitnehmen können

- Eine Palette von Strategien, Methoden und Instrumenten, um Fehler im Arbeitsprozess zu reduzieren
- Konkrete Methoden für die Vermeidung von Fehlern in spezifischen Problem- und Aufgabenfeldern
- Eine Anleitung für ein ursachenbezogenes, niedrigschwellig umzusetzendes konstruktives Fehlermanagement

M. Sauerland, S. Lehmann, *Strategien, Methoden und Instrumente zur Fehlervermeidung*, essentials, https://doi.org/10.1007/978-3-662-72599-3

Literatur

Badke-Schaub, P., Hofinger, G. & Lauche, K. (2011). *Human Factors. Psychologie sicheren Handelns in Risikobranchen.* Berlin: Springer.

Deci, E. L. & Ryan, R. M. (1985). *Intrinsic motivation and self-determination in human behaviour*. New York: Plenum.

Graf, O. (1934). Untersuchungen über die Wirkung zwangsläufiger zeitlicher Regelung von Arbeitsvorgängen (III). *Arbeitsphysiologie, 7,* 358–380.

Hofinger, G. (2011). Fehler und Unfälle. In P. Badke-Schaub, G. Hofinger & K. Lauche, *Human Factors. Psychologie sicheren Handelns in Risikobranchen* (S. 39–59). Berlin: Springer.

Kehr, H. M. (2005). Das Kompensationsmodell der Motivation und Volition als Basis für die Führung von Mitarbeitern. In R. Vollmeyer & J. Brunstein (Hrsg.), *Motivationspsychologie und ihre Anwendung* (S. 130–150). Stuttgart: Kohlhammer.

Kehr, H. & Strasser, M. (2017). Motivierende Mitarbeiterführung – Gezielt motivieren mit dem 3 K-Modell. In K. Häring & S. Litzcke (Hrsg.), Führungskompetenzen lernen. Eignung, Entwicklung, Aufstieg, 2. (S. 321–342). Stuttgart: Schäffer-Poeschel.

Krajewksi, J. (2009). Den Seinen gibt es der Herr im Schlaf. Wie betriebliches Pausenmanagement müdigkeitsbedingte Motivationsverluste verhindert. In M. Sauerland & J. Weikamp (Hrsg.), *Zündstoff Motivation: Motivierungsmethoden für Mitarbeiter, Führungskräfte und Organisationen* (S. 113–129). Hamburg: Kovac.

Krajewski, J., Sauerland, M. & Wieland, R. (2010). Relaxation-induced cortisol changes within lunch breaks: An experimental longitudinal worksite field study. *Journal of Occupational and Organizational Psychology, 1*, 1–14.

Norman, D. (1981). Categorization of action slips. *Psychological Review, 88 (1),*1–15.

Norman, D. (2013). *The design of everyday things*. New York: Basic Books.

Rasmussen, J. (1982). Human errors. A taxonomy for describing human malfunction in industrial installations. *Journal of Occupational Accidents, 4* (2), 311–333.

M. Sauerland, S. Lehmann, *Strategien, Methoden und Instrumente zur Fehlervermeidung*, essentials, https://doi.org/10.1007/978-3-662-72599-3

Rasmussen, J. (1986). *Information processing and human-machine interaction. An approach to cognitive engineering.* New York: North-Holland.

Rasmussen, J., Nixon, P. & Warner, F. (1984). Human error and the problem of causality in analysis of accidents. *Philosophical Transactions of the Royal Society of London, 327* (1241), 449–462.

Reason, J. (1991). *Human error.* New York: Cambridge University Press.

Reason, J., (1994). *Menschliches Versagen. Psychologische Risikofaktoren und moderne Technologien.* Heidelberg: Spektrum.

Ryan, R. M. & Deci, E. L. (2017). *Self-determination theory: Basic psychological needs in motivation, development, and wellness.* New York: Guilford Publishing.

Sauerland, M. (2024). *Fehler im Griff. Fehlleistungen begreifen, Fehlertypen unterscheiden, Fehlerursachen vermeiden.* Berlin: Springer.

Schüttelkopf, E. (2019). *Lernen aus Fehlern. Wie man aus Schaden klug wird.* Freiburg: Haufe.

Schulz-Hardt, S., Jochims, M. & Frey, D. (2002). Productive conflict in group decision making: Genuine and contrived dissent as strategies to counteract biased information seeking. *Organizational Behavior and Human Decision Processes, 88* (2), 563–586.

Seiwert, L. J. (2007). *Das neue 1 × 1 des Zeitmanagement: Zeit im Griff, Ziele in Balance. Kompaktes Know-how für die Praxis.* München: Gräfe und Unzer.

Weingardt, M. (2004). *Fehler zeichnen uns aus. Transdisziplinäre Grundlagen zur Theorie und Produktivität des Fehlers in Schule und Arbeitswelt.* Bad Heilbrunn: Klinkhardt.

Wrzesniewski, A., Berg, J. & Dutton, J. E. (2010). Job crafting and meaningful work. *Journal of Organizational Behavior, 31* (2), 158–186.

Kolibri 360 GmbH
Ferdinand-Jühlke-Straße 7
99095 Erfurt, Deutschland
produktsicherheit@kolibri360.de